Ingo Rudolf · Heilen mit der Kraft des Geistes

Dr. med. Ingo Rudolf

Heilen mit der Kraft des Geistes

Entdecke deine
Großartigkeit

nymphenburger

Bildnachweis
Mit 14 Illustrationen von Ines Saalfrank – visami Konzeptmarketing und einem Autorenfoto von Christian Paßmann

Haftungsausschluss
Alle Angaben in diesem Buch erfolgen nach bestem Wissen und Gewissen. Der Verlag und der Autor übernehmen keinerlei Haftung für Personen-, Sach- oder Vermögensschäden, die aus der Anwendung der vorgestellten Materialien und Methoden entstehen können.

FSC
www.fsc.org
MIX
Papier aus verantwortungsvollen Quellen
FSC® C083411

Projektleitung: Stefan Raps, unter Mitarbeit von Monika Riedlinger
Redaktion: Anne Bleick
Produktion: Angela List und Wolfgang Heinzel
Schutzumschlag: Studio LZ, Stuttgart unter Verwendung eines Fotos von Christian Paßmann
Satz: Satzwerk Huber, Germering
Druck und Bindung: CPI books GmbH, Leck
Printed in Germany
ISBN 978-3-485-02986-5

Unser gesamtes Programm finden Sie unter nymphenburger-verlag.de.

Die Deutsche Nationalbibliothek verzeichnet diese Publikation in der Deutschen Nationalbibliografie; detaillierte bibliografische Daten sind im Internet über http://dnb.d-nb.de abrufbar.

Inhalt

III. KAPITEL: LIEBE UND MITGEFÜHL SIND DIE SCHLÜSSEL ZUR EINHEIT

IV. KAPITEL: PRAKTISCHE MEDITATIONSANLEITUNGEN

Widmung

*Ich widme dieses Buch meiner geliebten Familie
und allen Suchenden.*

Warum dieses Buch?

Und warum von mir? Alles was in diesem Buch steht, ist schon hundertmal gesagt und geschrieben worden. Zu allen Zeiten. Von vielen Menschen. Und doch glaube ich, dass die Kombination neu ist. Durch meine Arbeit als Arzt und Homöopath kommen viele Patienten mit ihren Problemen zu mir in meine Praxis. Viele grundlegende Themen wiederholen sich dabei. Und so entstand der Wunsch in mir, mögliche Lösungsstrategien in einem Buch vorzustellen.

Entsprechend habe ich versucht, aus verschiedenen Konzepten eine Essenz herzustellen, die aus meiner Sicht geeignet ist, ein anderes, ein freieres und freudvolleres Leben zu leben. Die Kombination entspricht mir und hat mir in meinem Leben immer wieder geholfen.

Im Nachfolgenden gebe ich einen kurzen Abriss über das Buch. Sehen Sie es als Kurzzusammenfassung an. In den einzelnen Kapiteln gehe ich dann näher auf die Themen ein.

Zunächst gratuliere ich Ihnen zum Kauf dieses Buches. Es zeigt, Sie sind bereit. Sie sind bereit, eine Veränderung in Ihrem Leben vorzunehmen. Sie sind bereit, die volle Verantwortung für Ihr Leben zu übernehmen. Ich werde Sie aus Ihrer Komfortzone locken. Ich gehe mit Ihnen an Ihre selbst gesteckten Grenzen und – wenn Sie wollen – darüber hinaus. Wir werden durch viele Höhen und Tiefen gehen. Aus meiner Sicht ist es ein lohnender Weg. Sie müssen sich selbst gegenüber ehrlich sein. Sie sind eingeladen, sich die Geschichten in Ihrem Leben anschauen – so wie sie sind, nicht wie Sie sie gerne hätten.

Es wäre günstig, wenn Sie zunächst den theoretischen Teil durcharbeiten, um tatsächlich vom Buch profitieren zu können. Wissenschaftliche Studien zeigen, dass, sobald man über Textpassagen hinwegliest, ohne sie verstanden zu haben, die Aufmerksamkeit rapide abnimmt. Ich lade Sie daher ein, sich unvoreingenommen die einzelnen Kapitel in Ruhe durchzulesen. Erst wenn Sie sie wirklich verstanden haben, lesen Sie weiter! Machen Sie sich gern Notizen, reflektieren über das Gelesene und stellen Sie Verbindungen zu Ihrem Leben her. Auch hier – seien Sie ehrlich. Alles darf da sein: alle Gefühle, Verurteilungen, Wertungen und Überzeugungen. Im Laufe des Buches werden Sie sich auf die »Schliche« kommen und sich immer besser verstehen.

Einige der Leser werden auf der intellektuellen Ebene »hängenbleiben« und zum Schluss kommen, dass Sie das alles schon wussten. Einige werden mit den Ideen in diesem Buch nicht konform gehen, was völlig in Ordnung ist. Aber einige – und für die ist dieses Buch geschrieben worden – werden die Ärmel hochkrempeln und sich an die Arbeit machen. Und ich verspreche Ihnen, es wird sich lohnen. Durch die Arbeit mit diesem Buch können wir Lösungen für unser Leben erarbeiten. Alles dazu ist in uns angelegt. Wir werden niemals Lösungen für unser Problem im Außen, in der Umwelt, finden. Nur in uns selbst ist der Schlüssel, der uns hilft, ein freudvolles und erfülltes Leben zu leben. Wir hoffen auf eine Veränderung unserer Umstände, wünschen uns andere Menschen in unserem Umfeld, eine bessere Arbeit, mehr Zeit, mehr Geld, mehr Gerechtigkeit – und suchen danach im Außen. Dort werden wir es nur selten finden. Wenn überhaupt!

Aber wenn wir begreifen, dass unser göttlicher Kern, die Lösung bereits hat und wir nur zugreifen müssen, schöpfen wir aus unserem Potenzial. Entscheidend dafür ist die Bereitschaft zur Veränderung. Gehen wir vom Außen nach Innen und schauen uns alles an, was wir vorfinden. Wer wir sind. Wie wir leben wollen.

Wir leben in einer sich verändernden Welt. Die alten Systeme fallen zusammen – die neuen Systeme entstehen, sind aber noch nicht vollständig. Wir erleben Krieg, Ausbeutung, soziale Ungerechtigkeit und verheerende Umweltkatastrophen. Viele Bekannte in unserem Umfeld oder innerhalb der Familie erleben Krisen und Dramen. Wollen wir darauf warten, dass sich die Welt verändert oder sind wir die Veränderung? Wir haben zwei Möglichkeiten zu lernen. Entweder durch Krisen, Krankheitssymptome und Diagnosen. Oder wir treffen bewusst eine Entscheidung, um voller Freude an der Veränderung zu arbeiten. Wozu entscheiden Sie sich?

Wir denken ca. 60.000–70.000 Gedanken am Tag.[1] 90 % sind identisch mit denen von gestern. Daraus resultieren unsere Glaubenssätze, Verhaltensweisen und schließlich unsere Persönlichkeit. Wenn ich aber immer das gleiche tue, die gleichen Leute zur gleichen Zeit treffe, wie soll sich etwas verändern? Mein Leben wird vorhersehbar. Wir leben in Gewohnheiten. Wer ist aber für Ihre Gewohnheiten verantwortlich? Ihre Eltern? Die Gesellschaft? Die Politiker? Wenn Sie sich ein anderes Leben wünschen, müssen Sie sich Ihr Leben anschauen und bereit sein, Ihre Gewohnheiten zu durchbrechen. Sie haben die Möglichkeit zu jemand anderem zu werden! Nach der indischen Schöpfungsgeschichte schuf Gott zunächst die Muschel und danach den Adler. Dem Menschen gab er die Möglichkeit zu wählen: langweilige Muschel oder aufregender Adler. Eigentlich eine klare Entscheidung. Die meisten Menschen wählen jedoch die Muschel: Klappe auf, Wasser rein, Klappe zu, Klappe auf, Wasser raus, Klappe zu … Sie leben ihr Leben unter ihren Möglichkeiten. Wir haben aber auch die Möglichkeit, das Leben eines Adlers zu leben. Dann sind wir frei und voller Leichtigkeit. Der Preis dafür ist, an sich zu arbeiten, sich für seine Ziele einzusetzen. Harte Arbeit, ein ständiges Lernen und Wachsen. Meinen Sie ein Adler würde überleben, wenn er die Herausforderung nicht annimmt und für sein Leben kämpft?

Seien Sie ein Adler und erreichen Sie die höchsten Gipfel.

Dieses Buch handelt natürlich auch von mir. Sonst würde ich es nicht schreiben. Lange habe ich als Muschel gelebt. Ich wollte es allen recht machen – Harmonie um jeden Preis. Um den Preis meines Lebens. Da ich aus meinen Konditionierungen nicht herausgehen wollte, musste ich den harten Weg gehen. Eine lebensbedrohliche Erkrankung rüttelte mich auf. Ich musste mich entscheiden. Es hat aber noch lange gedauert, bis der Druck so groß wurde, dass ich mich verändern musste. Ich musste mir meine Ängste und Zweifel anschauen und mich entscheiden. Bleibe ich eine Muschel und verachte mich weiter oder mache ich mich an die Arbeit und werde ein Adler.

Die »Büchse der Pandora« wurde aufgemacht und ich fand viel Dunkelheit. Alle meine Anteile von Wut, Angst, Selbstvorwürfen und Verachtung kamen auf mich zu. Solange ich jemand anderen für meine Situation verantwortlich gemacht hatte, konnte ich das Problem nicht lösen. So musste ich mir meinen Schatten anschauen – meine dunklen nicht geliebten Anteile – und auch diese akzeptieren. Akzeptieren allein reicht aber nicht aus – wir müssen sie annehmen, integrieren und schließlich lieben. Dadurch werden wir ganz. Es war eine unglaublich anstrengende Zeit. Ich hatte aber viele Unterstützer in meiner Familie und in meinem Umfeld. Niemandem werfe ich irgendetwas vor. Alle haben zu dem Zeitpunkt so gehandelt, wie es ihr Bewusstseinsstand und Glaubenssystem zuließ. Und der Prozess geht noch weiter. Wohl ein Leben lang.

Ich habe durch alle viel gelernt – über mich (Resonanzgesetz).

Sobald Sie sich aber Ihrem dunklen Anteil stellen, wird es ungemütlich. Seien Sie gewiss, es wird Ihr Leben verändern. Was ist wohl passiert, als ich mich entschieden hatte, jemand anderes zu werden? Anzufangen mit meiner Eigenliebe – es nicht mehr allen recht machen? Es wurde ungemütlich. Für mich und mein Umfeld. Ich erfüllte nicht mehr die Erwartungen der anderen. Wenn man einen im System verändert, so verändert man das gesamte System, ob die anderen das wollen oder nicht. So zerbrachen alte Freundschaften, ich kündigte meinen Job als Oberarzt in der Klinik – machte mich als Neurologe und Homöopath selbständig – und fing an, immer mehr Verantwortung für mich und meine Entscheidungen zu übernehmen. Andere Menschen traten in mein Leben und ich ging leidenschaftlich Schritt für Schritt weiter. Ich bereue nichts. Ich würde es immer wieder genauso tun. Natürlich muss ein Adler ums Überleben kämpfen, aber ich wollte nicht mehr eingesperrt auf dem Meeresboden liegen, ich wollte Freiheit.

Das erste Kapitel handelt von den theoretischen Grundlagen. Wir nähern uns der Einheit über das holografische Weltbild. Dieses besagt, dass in jedem Teilchen das Ganze enthalten ist. Wir haben somit alle Qualitäten in uns. Seien es »gute« oder »schlechte« Anteile. Jedes Stück des Universums enthält – unabhängig, wie oft wir es zerlegen – die Intelligenz des Ganzen.

Wir gehen dann weiter zur Polarität/Dualität. Hierbei handelt es sich um ein Grundprinzip im Universum. Es gibt zu allem ein Gegenstück. Das eine bedingt das andere. Nur wenn wir beides akzeptieren, gelangen wir in die Einheit. Den Anteil von uns, den wir nicht haben wollen (das Gegenstück der Polarität, z.B. Wut) drücken wir in unsere unbewussten Anteile. So sehen wir diesen nicht mehr. C.G. Jung[2] nannte diesen Anteil Schatten. Er liegt hinter mir und ich kann ihn deshalb nicht sehen. Da wir in der Regel nur unsere lichten Anteile sehen wollen, projizieren wir die dunklen Anteile auf andere. Damit geben wir die Verantwortung ab und warten auf eine Lösung unseres Problems im Außen. Wie wir im Laufe des Buches feststellen werden, ist so eine Lösung undenkbar, und wir verschieben das Problem immer weiter.

Wenn wir den Urknall als Entstehungsgeschichte gelten lassen, so ist es schon verwunderlich, dass Antimaterie und Materie genau im Verhältnis 30000000:30000001 entstanden sind.[3] Weiterhin ist es erstaunlich, dass die Welt sich so entwickelt hat, wie wir sie kennen. Was erwarten wir nach einer Explosion (... und es muss eine gewaltige Explosion gewesen sein!)? Unordnung und Chaos. Wieso hat sich dann aber so eine Ordnung eingestellt?

Ich vermute, dass es eine große Intelligenz, ein großes Bewusstsein, geben muss, das Gleichgewicht anstrebt. Unser Bewusstsein ist mit diesem größeren Bewusstsein verbunden. Wie wir im Kapitel über Bewusstsein feststellen werden, hat dieses Einfluss auf Materie und ist für unseren Seinszustand verantwortlich. Wir müssen lernen, das anzunehmen, was ist. Sobald wir in den Widerstand gehen, werden wir kämpfen, angreifen, beschuldigen und verletzen.

Wir gelangen im zweiten Kapitel zum Thema »die Wahl der Annahme«. Hierüber gehen wir an die eigentliche Schattenarbeit und werden erkennen, dass der Schatten ein großes Geschenk für uns hat. Aber nur wenn wir bereit sind, unsere Totalität anzunehmen und die Projektionen zurücknehmen. Wenn wir bereit sind, anzuerkennen, dass wir einen Schatten haben, können wir uns mit diesem Anteil versöhnen. In der Stille gelangen wir zu unserem Kern, der auch unsere dunklen Anteile beherbergt. Durch liebevolle Annahme und Akzeptanz fangen wir an, diese ungeliebten Anteile zu integrieren. Darüber können wir im Verlauf eine klare Absicht von uns und unserem Leben definieren. Wir lernen die Herzintelligenz kennen. Unser Gehirn sucht dann nach Lösungen, wie wir unsere Herzenswünsche umsetzen können. Wir fangen an, Visionen von uns zu entwickeln und werden uns damit beschäftigen, wie wir Sie verwirklichen können. Über den Zugang von Stress – und wir haben alle »Stress« – werden wir erkennen, dass unsere Gedanken eine Auswirkung auf unseren Körper haben. Um den Prozess der Integration der Schattenanteile voranzubringen, müssen wir einen Zugang zu unserem Innersten finden. Wir lernen die Meditation kennen. Nach der tibetischen Übersetzung und Bedeutung heißt Meditation: sich mit sich selbst vertraut machen. Auf diese Weise bekommen wir Zugang zu unseren unbewussten Anteilen. Wir lernen unsere polaren Anteile kennen und können diese integrieren.

Wenn ich in meiner Praxis mit Patienten an diesen Konzepten arbeite, finden viele, dass es sich theoretisch einfach und logisch anhört. Die Umsetzung im Alltag gestaltet sich aber als schwierig. Im weiteren Verlauf gebe ich daher Anregungen und stelle Probleme vor, die auftauchen könnten und wie man diese lösen könnte. Über die Polarität verwickeln wir uns in »die Welt« (die nur eine Projektion unserer inneren Anteile darstellt). An einem Wendepunkt leiten wir die Evolution ein und beginnen, uns zu entwickeln. Wenn wir aber immer das Gleiche denken und tun, dann ist es nur konsequent, dass wir diese Repräsentation in unserem Körper fühlen.[4] Das Gefühl führt über einen Rückkoppelungsmechanismus zum Gehirn erneut dazu, dass wir den entsprechenden Gedanken haben. So bauen wir nach und nach eine Persönlichkeit auf. Wenn wir aber unsere Persönlichkeit verändern wollen, dann möchte der Geist das eine und der Körper etwas anderes. So befinden wir uns in diesem Spannungsbogen und relativ häufig »gewinnt« der Körper. Als zusätzliches Problem kann es passieren, dass wir selbst nicht an die Möglichkeit einer Veränderung glauben. Um aber weiter an der Veränderung/Integration zu arbeiten, ist es unabdingbar, dass wir einen wertfreien Raum schaffen. Wir bewerten und verurteilen uns und andere so schnell, dass wir es meistens gar nicht mehr mitbekommen. Nutzen wir unser Bewusstsein, um diesen Kreislauf zu durchbrechen, und nehmen wir alles an, was ist. Wenn wir mit der Veränderung starten, ist es wichtig, Momentum aufzubauen. Am Anfang einer Bewegung benötigen wir viel Kraft und Anstrengung. Durch Disziplin und Ausdauer werden wir Bewegungskraft aufbauen und dadurch schneller unsere Ziele erreichen. Bringen wir unsere Wünsche und Handlungen in Einklang, so gehen wir in Richtung unserer Vision.

Im dritten Kapitel beschäftigen wir uns mit der Kunst der Alchemie, lernen die bedingungslose Liebe und das Mitgefühl als Schlüssel zur Einheit kennen. Alchemie bedeutet, dass aus etwas Unedlem etwas Kostbares entsteht. Der alchemistische Prozess beschreibt die Vereinigung der polaren Gegensätze. Wir werden feststellen, dass es sich eigentlich nicht um Gegensätze handelt, sondern um zwei Aspekte ein und derselben Sache, die nur in ihrer Ganzheit existieren können. Wir Menschen sind eingebunden zwischen Erde (Materie) und Himmel (Geist). Der Inhalt steht für etwas Unsichtbares, das in der Form zu etwas Sichtbarem wird. Wir werden erkennen, dass Inhalt und Form letztlich dasselbe sind. Um die Polarität zu überwinden, hilft uns die bedingungslose Liebe und das Mitgefühl. Sobald ich mich bedingungslos so annehmen (lieben) kann, wie ich bin – mit all meinen lichten und dunklen Anteilen – dann kann ich auch alle Menschen und Umstände so annehmen, wie sie sind. Indem wir anderen erlauben, so zu sein, wie sie sein möchten, nicht wie wir es möchten, sind wir tätige Liebe – tätiges Mitgefühl. Liebe, die an Bedingungen geknüpft ist, ist keine Liebe. Sobald wir die Polarität integriert haben, gelangen wir in die Einheit. Dass ist der Moment, wo wir vom *Allein-Sein* ins *All-eins-Sein* gelangen. Wir sind von nichts mehr getrennt. Wir sind eins mit der allumfassenden Liebe, die das Universum – und damit uns – geschaffen hat. Durch diesen Bewusstwerdungsprozess kann sich diese Intelligenz durch uns ausdrücken. Im Alltag werden wir gelassener, freudvoller, gegenwärtiger und dankbarer. Wir transmutieren unseren Überlebensmodus und erkennen, dass hinter dem Ärger Mitgefühl wartet. Aus der Angst wird Mut. Wir erkennen die Abhängigkeiten der polaren Anteile und hören auf, dagegen anzukämpfen. Nur durch das Aussöhnen und Integrieren unserer Schattenanteile werden wir ganz und damit heil. Wir befreien uns selbst und erkennen, dass Gott nicht außerhalb von uns ist. Wir sind *ein* Bewusstsein, das sich durch uns in dieser Welt ausdrückt. Am Ende löst sich der Schatten in Licht auf. Beide Anteile gehen in das Licht der Einheit über. An diesem Punkt erkennen wir die Illusion der Polarität. Wir erkennen die Illusion des Getrenntseins. Wir können begreifen, dass wir diese liebende allumfassende Intelligenz sind. Wir sind *Einheit*.

Entweder – oder?

Immer mal wieder wird in der Presse diskutiert, wie wirksam alternative Heilmethoden sind. So bilden sich in der Regel zwei Gruppen, die sich unversöhnlich gegenüberstehen. Auf der einen Seite die Vertreter der westlichen Schulmedizin, welche der anderen Seite – den Vertretern alternativmedizinischer Heilverfahren – Scharlatanerie, Heuchelei, »Geldschneiderei« und Betrug vorwerfen. Umgekehrt wird den Vertretern der westlichen Schulmedizin Kälte, Profitgier und Unmenschlichkeit vorgeworfen.

Ein klassisches Beispiel von Polarität. Darum geht es in meinem Buch. Wie wir sehen werden, ist Polarität aber ein Auseinanderfallen zweier Pole, die zusammen ein Ganzes ergeben.

Ich bin ausgebildeter Schulmediziner. Zusätzlich habe ich mich als Homöopath und Kinesiologe ausbilden lassen. In meiner neurologischen Praxis wende ich beide Prinzipien gleichrangig an.

Versucht man, emotionslos auf die Gesundheitsszenerie zu schauen, dann fallen als Erstes die unglaublichen Erfolge der modernen Medizin auf. Bis ans wunderbare grenzende Erfolge zeigen, wie weit die Therapiemöglichkeiten gediehen sind. Immer tiefer dringt die westliche Medizin in die molekularen Strukturen ein und erarbeitet daraus Therapieansätze. Und doch begegnen viele Menschen dem Gesundheitssystem mit Skepsis und Zurückhaltung. Warum?

Vorwürfe an die westliche Schulmedizin sind starke Nebenwirkungen der Medikamente, fehlende Zeit des Arztes für den Patienten, fehlende Empathie, mangelndes Mitgefühl, Zunahme der Kosten und Verstrickungen mit der Pharmaindustrie. Ich werde hier nicht auf die Vorwürfe im Einzelnen eingehen. Spannend ist in diesem Zusammenhang das Gefühl als solches.

Vor 30 Jahren ging ein Mensch zum Arzt und befolgte genau die Anweisungen des »Gottes in Weiß«. Heute geht der Patient, nachdem er vom Arzt kommt, zunächst an seinen Computer und fragt »Dr. Google«, schaut in Foren nach oder holt sich zusätzlich noch eine alternativmedizinische Meinung ein.

Die Kompetenz des Arztes wird in Frage gestellt. Es ist unverkennbar ein Wandel eingetreten. Das merke ich auch in meinem Praxisalltag. Die Patienten sind so gut informiert wie nie – manchmal besser als die ärztlichen Kollegen. Immer häufiger sucht man das Heil in alternativmedizinischen Ansätzen. Viele Menschen wollen sich lieber homöopathisch, naturheilkundlich oder mit chinesischer Medizin behandeln lassen.

Hier ist nun der Punkt gekommen, um beide Ansätze einmal zu analysieren. Beide vertreten unterschiedliche Weltbilder.

Da ich selbst Homöopath bin, möchte ich die Homöopathie exemplarisch darstellen als Vertreter für alternativmedizinische Ansätze. Ich gehe aber auch auf die Schulmedizin ein.

Fangen wir mit einem Beispiel an. Wenn ich einen Liebesbrief an meine Frau schreibe, dann ist der Text die Information und das Blatt Papier ist der Informationsträger. So könnte ich nun diesen Informationsträger analysieren und erhalte genaueste Daten über die Zusammensetzung.

Dieses ist die übliche Herangehensweise der Wissenschaft. Man misst, wiegt und klassifiziert. Was würde passieren, wenn ich auf dem Blatt Papier eine chemische Formel niederschreiben würde?

Die Analyse wäre identisch! Die Atome blieben konstant. So banal es klingt; aber das Wesentliche fehlt natürlich! Die Information! Sie werden mir Recht geben, dass ein Liebesgedicht sich von einer chemischen Formel unterscheidet.

Die Schulmedizin beschränkt sich aus meiner Sicht aber rein auf die Analyse des Informationsträgers und lässt somit die Information weg. Genau hier setzt aber die Homöopathie an. Sie gibt dem Patienten die Information, die »fehlt«. Sie merken schon, dass hier ein anderes Krankheitsbild entworfen wird. Es werden die Informationen der Quantenphysik verwendet.

Das klassische Newtonsche Weltbild der wissenschaftlichen Welt bezieht sich auf die Materie. Es stürzt sich auf die 0,000001 % des Atoms, die aus Materie bestehen. Aber der größte Teil des Atoms wird damit negiert, obwohl die Erkenntnisse der Quantenmechanik schon hundert Jahre bekannt sind! Der Rest des Atoms besteht aus Energie. Es ist Information, Frequenz, Möglichkeit.

Krankheit ist aus der homöopathischen Sicht kein Problem der Materie. Es ist lediglich Ausdruck des veränderten Bewusstseins auf der Informationsebene. Krankheit ist somit *Kranksein im Bewusstsein*. Der Körper dient nur als Form. Er ist sozusagen die äußere Ausdrucksform einer inneren Veränderung.

Nehmen wir ein konkretes Beispiel. Eine Person arbeitet zu viel. Sie hat auch keine Chance, frei zu bekommen. So könnte es sein, dass die Person krank wird und einen

Schnupfen bekommt. Durch den Arzt wird sie für einige Tage krankgeschrieben. Die Schulmedizin analysiert und diagnostiziert, dass ein Virus im Nasenbereich feststellbar ist. Warum haben aber nicht alle Kollegen in dem Büro einen Schnupfen, obwohl bei ihnen auch das Virus nachweisbar ist? Hier kommt oben genannte These zum Tragen. Die Person hat lediglich die »Nase voll« – sie muss zu viel arbeiten. Der Körper dient nur als Form, um diesen Inhalt zu transportieren.

Das Virus ist zum Ausdruck erforderlich; hat aber nicht die Erkrankung als solches verursacht. Dieses war ein Prozess im Bewusstsein. Die Homöopathie sucht nun nach dem Mittel, das dem Menschen im Bewusstsein fehlt. Ziel ist es, den Menschen zu heilen, nicht einfach nur das Symptom zu beseitigen.

So gehe ich im Kapitel über Bewusstsein (S. 26) auf die Zusammenhänge zwischen Glaubenssätzen und Auswirkungen im Alltag ein. Unsere Glaubenssätze bestimmen die Wirklichkeit. Alle kennen den Placeboeffekt. Ein klassisches Beispiel für die deutlichen Auswirkungen eines Glaubenssatzes.

Erhalte ich als Patient ein Mittel und *glaube*, dass es mir helfen wird, habe ich gute Chancen, dass ein positiver Effekt eintritt. In allen schulmedizinischen Studien hat man einen großen Anteil an Symptomverbesserungen oder gar Heilungen im Placeboarm! Obwohl kein Medikament verabreicht wird oder nur eine Schein-OP durchgeführt wird, zeigen sich positive Effekte. Wodurch? Nur durch den Glauben an die Therapie. Das heißt, nicht die Therapie an sich hat geholfen, sondern der Glaube daran. Die Erwartungshaltung!

Daraus resultierend wäre es, glaube ich, eine gute Idee, diesen Aspekt zu nutzen. Einer der Vorwürfe an die Schulmedizin ist aber die fehlende Empathie. Aus dem Newtonschen Weltbild heraus wird der kranke Mensch auf einen »Defekt« reduziert. Da ist die Leber defekt, das Herz zu schwach, der Geist erkrankt. Und so kommt es leider nicht selten dazu, dass meine ärztlichen Kollegen einfach nur Daten vermitteln. Da wird aufgezeigt, dass die Person, statistisch gesehen, in einem Jahr im Rollstuhl sitzen wird, noch ein halbes Jahr zu leben hat oder keine Verbesserung in Sicht ist. Die Statistiken sind sicherlich richtig. Aber was passiert mit dem Menschen, der diesen »Voodoofluch« erhalten hat? Wenn er diese Aussage glaubt, dann ist die Gefahr groß, dass er der Statistik folgt. Dieses ist dann der Nocebo-Effekt.

Wollen wir das so? Oder könnten wir eine andere Gesprächs- und Gedankenkultur im Gesundheitssystem entwickeln? Warum nutzen wir nicht die Kraft unseres Bewusstseins und geben uns andere Informationen? Wenn die Quantenmechanik uns sagt, dass ein Versuch nicht unabhängig vom Versuchsleiter ist, dann hat dieser also einen Einfluss auf das Ergebnis. Übertragen auf unser Beispiel könnten daraus andere Therapieansätze erfolgen. Warum nutzen wir nicht das Potenzial des Einzelnen und versuche ihn aus dem Schneckenhaus herauszuholen. Wie in den Fallbeispielen im Buch gezeigt, passieren dann andere Dinge im Leben der Menschen.

Stelle ich Fragen nach der Eigenliebe, nach den Wünschen des Einzelnen, woran jemand Freude hat, was er isst, was er trinkt etc., dann könnte ich die Glaubenssätze desjenigen verändern. Dieses führt zu anderen Ergebnissen. Wenn wir uns klarmachen, dass der Körper aus Atomen besteht und diese zu 99,9999 % aus Energie bestehen und wir wissen, dass unser Bewusstsein eine Auswirkung auf diese Energie hat, dann steckt darin ein unglaubliches Potenzial. Wir können diese Energie nicht sehen und analysieren. Aber ist das erforderlich? Ich kann Liebe auch nicht messen oder wiegen! Und doch wird jeder zugeben, dass es sie gibt.

Schaffen wir es, unseren Geist zu öffnen für neue Ideen und Konzepte? Ich vermute, dass darin einer der Gründe liegt, warum viele Menschen auch alternativmedizinische Heilverfahren aufsuchen. Sie wollen Hoffnung und keine nüchternen Statistiken.

Da aus Sicht der Polarität Krankheit zum Leben gehört (Gesundheit – Krankheit), ist sie keine Störung. Sie ist nur Ausdruck einer Information. Ein Symptom soll in unser Bewusstsein. Durch diesen Bewusstseinsprozess sollen wir die Information, die dahintersteht, erkennen und umsetzen.

So empfehle ich, nicht nur analytisch – mit der linken Gehirnhälfte – an die Symptome heranzutreten, so wie es in der Regel die klassische Schulmedizin tut, sondern auch die emotionalen Aspekte zu berücksichtigen. Also auch die rechte Gehirnhälfte ins Spiel zu bringen. Wenn ich beide Aspekte berücksichtige, dann gelange ich in die Einheit. Das ist das Ziel meines Buches. Eine Brücke zu bauen zwischen zwei an sich unversöhnlich erscheinenden Lagern. Aus der anfänglichen Frage entweder – oder? ergibt sich ein *sowohl – als auch!*

I. KAPITEL:
DIE GRUNDLAGEN VERSTEHEN

Holografisches Weltbild: Wir haben alles in uns

»Du bist kein Tropfen im Ozean.
Du bist der gesamte Ozean in einem Tropfen.«
RUMI (SUFI-MYSTIKER)

In diesem ersten Kapitel lade ich Sie ein, gemeinsam mit mir das holografische Weltbild zu entdecken. Und wenn Sie mögen, zu schauen, was es mit Ihnen macht, diese Sichtweise einzunehmen oder zumindest für möglich zu halten.

Das holografische Weltbild besagt, dass wir alles in uns haben. Und wenn wir begreifen, dass wir alles in uns haben, verändert sich die ganze Welt. Wir verfügen über die ganze Vielfalt aller menschlichen Eigenschaften und Charakterzüge. Ein Hologramm ist ein dreidimensionales Bild auf einem zweidimensionalen Film. Aus jedem einzelnen Stückchen des Filmes kann das ganze dreidimensionale Bild hergestellt werden. Aus meiner Sicht bietet diese Vorstellung das beste Abbild des Weltzusammenhanges. Das Ganze ist somit in jedem Teilchen enthalten. Mein Geist enthält als Potenzial jeden Gedanken, der je gedacht wurde und je gedacht werden wird.

Der berühmte schweizerisch-österreichische Arzt, Alchemist, Astrologe, Mystiker und Philosoph Paracelsus hat vor Jahrhunderten diesen Zusammenhang in dem berühmten Spruch zusammengefasst:

»Mikrokosmos = Makrokosmos«

Demnach ist der Mensch ein Mikrokosmos, der den Makrokosmos in sich widerspiegelt. Nach dieser Theorie

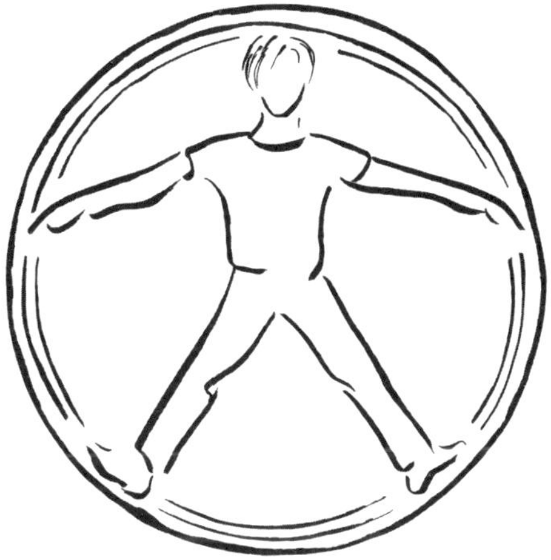

enthält jedes Stück des Universums, unabhängig davon wie wir es zerlegen, die Intelligenz des Ganzen. Als Teil der holografischen Welt sind wir alles, was wir sehen, was wir be- und verurteilen und was wir bewundern. Ziel ist es, alles war wir an anderen hassen oder lieben, in uns wiederzuerkennen und anzunehmen.

Es ist somit völlig in Ordnung – und sollte uns nicht beunruhigen – wenn wir im Laufe des Buches feststellen, dass wir viel Dunkles, unbewusste Anteile und abgekapselte Bereiche finden werden. Nehmen wir diese abgespaltenen Teile von uns selbst wieder in Besitz, dann öffnen wir die Tür zu unserem Universum. Bleiben wir im Krieg gegen uns selbst verhaftet, dann bleiben wir im Krieg mit der Welt. Schließen wir Frieden mit uns selbst – und das schließt alle Anteile mit ein – dann schließen wir Frieden mit der Welt.

Als holografisches Weltbild sind wir alles, was wir sehen, was wir beurteilen, was wir bewundern. Wir tragen somit alle hellen und dunklen Qualitäten in uns. Wir besitzen alle Kraft, Stärke, Mut, Kreativität und Mitgefühl. Genauso haben wir aber auch Gier, Lust, Schwäche, Wut und Angst in uns. Zeitgleich!

Diese Absolutheit bedeutet, dass es keine Eigenschaft oder Qualität gibt, die wir nicht besitzen. Wenn wir zulassen, dass unsere Menschlichkeit unsere Universalität umfasst, dann können wir das werden, was wir sein wollen. Wir teilen dieselben Qualitäten überall auf der Welt, unabhängig von Größe, Hautfarbe, Religionszugehörigkeit etc. In dieser holografischen Welt ist jeder Sie und Sie sprechen immer mit sich selbst. Lehne ich jemanden ab – dann lehne ich mich ab. Bewundere ich jemanden – dann bewundere ich mich.

Freiheit entsteht durch die Annahme von allem. Freiheit, wählen zu können, wer oder was wir in einem gegebenen Augenblick des Lebens sein möchten. Sobald ich Anteile abspalte, wegsperre oder ablehne, beraube ich mich meiner Freiheit. Wenn Sie meinen, sich in einer bestimmten Weise verhalten zu müssen, um nur ja nicht so zu sein, wie jemand, den Sie nicht mögen, dann sind Sie in der Falle gefangen. Sie haben Ihre Freiheit begrenzt auf Kosten Ihrer Ganzheit. Wenn Sie sich bestimmte Eigenschaften nicht zugestehen, wie z.B. Faulheit, Trägheit, Wut etc. sind Sie nicht mehr frei.

Eigentlich ist der Ansatz einfach: Solange ich noch andere beschuldige, werde ich beschuldigt. Solange ich andere ablehne, werde ich abgelehnt. Wenn ich erkenne, dass ich alles in mir habe, was ich am anderen sehe und kritisiere, so verändert sich mein Selbstbild und der Blick auf die Welt radikal. Es gehört Mut dazu, die Projektionen zurückzunehmen und die volle Verantwortung für sich selbst zu übernehmen. Das Ziel ist Integration der abgespaltenen Anteile, liebevolle Annahme jeglicher Qualitäten, um in die Einheit zu gelangen. Wenn ich mich ganz annehmen kann, dann kann ich auch die Welt annehmen wie sie ist.

Mikrokosmos = Makrokosmos.

Es entsteht Gleichmut und Frieden. Und als »Nebenprodukt« Freude. Wie klingt das für Sie? Haben Sie Lust, diesen Faden mit mir weiterzuspinnen?

Zentrale Gedanken

Mikrokosmos = Makrokosmos.
Das ganze Universum ist in uns.
Ich bestehe aus hellen und dunklen Anteilen.
Nehme ich alles an mir an, gelange ich in die Einheit.

Polarität, Dualität: Es gibt immer hell und dunkel

»Jenseits von Richtig und Falsch liegt ein Ort.
Dort treffen wir uns.«
RUMI

Ich möchte mit diesem Buch ein Verständnis für die Einheit herstellen. Damit Sie die Einheit in sich finden, aber auch die Einheit mit der Welt und der Umwelt erkennen.

Dazu ist es erforderlich, dass wir uns zunächst mit der Polarität bzw. Dualität beschäftigen. Wie es das bekannte Yin-Yang-Prinzip verdeutlicht, gibt es in der Welt immer zwei Pole – hell und dunkel. Jeder Pol enthält wieder Anteile des anderen in sich und so fort. Beide Teile benötigen sich zwingend und ergänzen einander und bilden das Tao – die Ganzheit. Daraus ergibt sich, dass Polarität im Grunde ein Auseinanderfallen von zwei an sich zusammengehörenden Anteilen ist.

Wenn ein »Ich« entsteht, dann grenzt es sich von der Einheit (Gott, Feld, All-Einheit) ab. Mit diesem »Ich« beginnt Individualität. Und das ist der Beginn der Polarität.

Ich ↔ Du

Ich ↔ Andere

Innenwelt ↔ Außenwelt

Bitte machen Sie sich bewusst: Nichts in unserer sogenannten Wirklichkeit ist nicht polar. Wir haben zu allem einen Gegenpol!

Wenn wir einatmen, müssen wir ausatmen. Wenn wir geboren werden, müssen wir auch irgendwann sterben. Nach dem Tag kommt die Nacht. Es gibt nichts, was keine Polarität besitzt. Außer Gott. Gott ist nicht polar.

Polar zur Polarität ist die Einheit. Das ist das Ziel dieses Buches. Einheit in sich herzustellen, um sich dem Göttlichem zu nähern. Gott ist hier nicht im religiösen Sinne zu verstehen. Die meisten Religionen bleiben in der Polarität stecken (Gläubiger – Nichtgläubiger) und haben mit dem Gottesbegriff, wie ich ihn hier verwende, nichts zu tun.

Wir können Polarität niemals in ihrer Gleichzeitigkeit verwirklichen. Sie werden mir zustimmen, dass ich nicht gleichzeitig ein- und ausatmen kann. Dennoch benötige

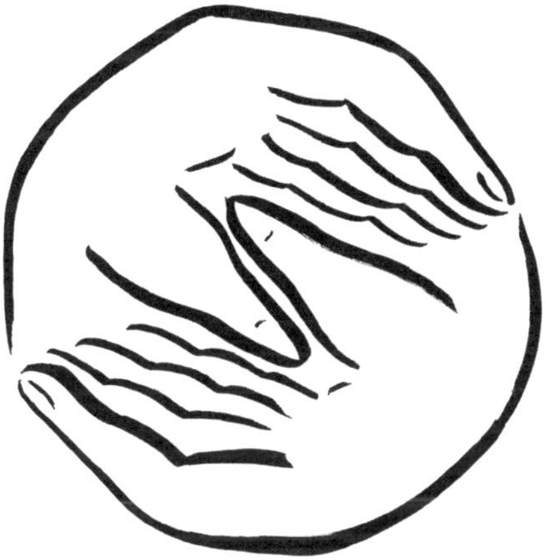

ich beide Anteile (die Einheit). An diesem Beispiel zeigt sich die Polarität in ihrer Zusammengehörigkeit.

Sobald ich aber andere Themen nehme wie Tod, Armut, Krankheit etc. sieht es schon schwieriger aus. Keiner möchte arm sein, leiden, sterben oder krank sein. Und doch sind es alles Anteile von uns. Einheit enthält alles, was ist.

Polarität lässt sich auch als zwei gegensätzliche Aspekte ein und derselben Sache verstehen. Es sind zwei Aspekte ein und derselben Wirklichkeit. Erst unser Bewusstsein trennt diese Aspekte auf. Durch die Annäherung mit unserem Bewusstsein und der Abhängigkeit unseres Bewusstseins von Raum und Zeit entsteht ein »Nacheinander« (erst ein- dann ausatmen). Hierdurch ist es uns unmöglich, eine Gleichzeitigkeit zu erkennen. Doch in der Einheit ist alles gleichzeitig vorhanden.

In der Polarität bedingt das eine das andere. Wenn ich keine Dunkelheit kennen würde, so könnte ich nicht über Licht sprechen. Ohne Krieg würde es keinen Frieden geben. Physikalisch betrachtet kann Licht sowohl Teilchen, als auch Welle sein.[5] Es kann aber nie gleichzeitig beides sein. Entweder Teilchen oder Welle.

Meistens wollen wir nicht entdecken, dass wir alle Qualitäten der Welt in uns tragen, da es wohl keinen schwereren Weg gibt, als sich mit seinem dunklen Anteil zu beschäftigen. Wenn man mit dieser Arbeit an sich selbst anfängt, wird einem auf dem Weg vieles begegnen, was außerordentlich schmerzhaft ist. Dieser Weg berührt unser Herz. Doch es ist der einzige Weg, um sich selbst näher zu kommen. Jeder Schritt, den Sie auf diesem Weg tun, bringt Sie sich selbst – und damit der Einheit – ein Stück näher. Ich lade Sie ein, sich im nächsten Kapitel gemeinsam mit mir den sogenannten »Schatten« zuzuwenden, die jeder Mensch in sich trägt.

Zentrale Gedanken

Wir leben in einer Welt der Polarität.
Polarität ist ein Auseinanderfallen von zwei an sich zusammengehörenden Anteilen.
Beide zusammen ergeben ein Ganzes – die Einheit.
Mit dem Erleben der Individualität beginnt die Polarität.

Schatten: unsere unbewussten, ungeliebten Anteile

»Jeder Schatten ist auch immer ein Wegweiser zum Licht.«
Ernst Ferstl (Österr. Schriftsteller)

Der berühmte Psychoanalytiker C.G. Jung prägte den Begriff des Schattens.[6] Der Schatten steht für den Teil von uns, der sich im Licht unseres Egobewusstseins ständig wandelt und verändert. Der Schatten bezeichnet jene Aspekte unseres Selbst, die wir noch nicht ganz in unser verantwortliches Bewusstsein integriert haben. Das »Böse« ist nur eine Hälfte. Es ist genauso in mir, wie das »Gute«. Da ich es aber nicht »haben möchte«, versuche ich, es zu verdrängen. Das »Böse« ist dann ein Anteil von mir, den ich nicht sehe. So, wie ich den Schatten, der hinter mir ist, nicht sehen kann. Der Schatten ist die Person, die ich eigentlich lieber nicht wäre.

Betone ich eine Seite zu sehr, dann kommt es zur Schattenbildung und damit zu Problemen. Der Schatten ist der Anteil von mir, der mir nicht bewusst ist. Der Anteil, den ich nicht sehe – oder besser – nicht sehen will. Wenn ich die dunklen Anteile wegdrücke, setze ich auch den Gegenpol außer Kraft. Ich kann meine Schönheit nicht annehmen, da ich zu viel Zeit damit verbringe, meine Hässlichkeit zu verbergen.

Unsere Erziehung, die Gesellschaft, die Werte, die wir vermittelt bekommen haben, sorgen dafür, dass wir bestimmte Anteile von uns nicht haben wollen. Wir lernen, dass man uns nur lichtvoll haben möchte. Du darfst nicht wütend, hinterhältig, egoistisch etc. sein.

Robert Bly[7] beschreibt es folgendermaßen: »Der Schatten ist der lange Sack, den wir hinter uns herziehen. Bis zwanzig verbringen wir unser Leben damit zu entscheiden, welche Teile von uns wir in den Sack stecken. Und den Rest unseres Lebens versuchen wir, sie wieder herauszuholen.«

Debbie Ford[8], eine Autorin, die sich intensiv mit den Schatten beschäftigt hat, benutzt das Bild eines großen Schlosses. Jedes Zimmer in diesem Schloss steht für eine Qualität von uns. Und so kommt es, dass wir im Laufe unseres Lebens die Zimmer der Wut, der Angst, der Unzulänglichkeit, des Hasses etc. verschlossen haben. Und wir tun alles dafür, dass diese Türen zu bleiben.

Dadurch sind diese Anteile aber nicht verschwunden oder gar erlöst – sie sind weiter ein Teil von uns. Wir haben aber dafür gesorgt, dass sie sich unserer Bewusstheit entziehen und damit in den Schattenbereich wechseln. Letztendlich kann nur unsere Unzufriedenheit mit uns selbst uns motivieren, nach all diesen verlorenen Zimmern in unserem Schloss zu suchen.

Stellen Sie sich bitte einmal vor, Sie wären Ihre Wut. Man würde Sie einsperren, jahrelang missachten, sich nicht um Sie kümmern oder respektieren. Wie würden Sie sich fühlen? Wie würden Sie sich verhalten? Was würden Sie tun?

Indem wir den Mut aufbringen, die Türen zu öffnen – eine nach der anderen – werden wir ganz. Wir hegen die Vorstellung, dass etwas, das göttlich ist, vollkommen sein muss. Um göttlich zu sein, muss etwas aber ganz sein!

Ganz zu sein, bedeutet, alles zu sein. Schattenarbeit macht man nur, um sich nicht mehr vor sich selbst zu verstecken. Schattenarbeit bedeutet, dass wir uns mit unseren ungeliebten, abgetrennten Anteilen beschäftigen. Wir dürfen alles, was wir sind, aufdecken, es in Besitz nehmen und liebevoll annehmen.

Was glauben Sie, was die oben angesprochene Wut denn braucht? Möchte sie weiter ausgegrenzt und weggesperrt werden? Oder wie wäre es mit Annahme, liebevoller Zuwendung und Mitgefühl? Wie würde die Wut sich dann fühlen? Und wäre sie nicht eher bereit, mit Ihnen zusammenzuarbeiten? Hier liegt ein großer Schatz verborgen!

Wir können nur dann den Schlüssel zu unserer Einzigartigkeit finden, wenn wir *alle* Zimmer im Schloss aufsperren. Wenn wir alle Anteile von uns annehmen und sie liebevoll integrieren. Es gibt meines Wissens keinen anderen Weg. Doch oft hält uns Angst davon ab, dass wir alle Qualitäten der Welt in uns erkennen – auch die als negativ bewerteten.

Machen Sie sich einmal bewusst, was passiert, wenn wir die Schatten, das vermeintlich Negative, verdrängen:

- Wenn wir unsere Angst verdrängen, schwächen wir unseren Mut.
- Wenn wir unsere Hässlichkeit verdrängen, verleugnen wir unsere Schönheit.
- Wenn wir unseren Ärger nicht sehen, sehen wir auch nicht unser Mitgefühl.
- Wenn wir unsere Unsicherheit nicht sehen, sehen wir nicht unsere Ganzheit.

Wenn wir die Polarität annehmen, erkennen wir, dass wir nicht in einer Welt der Gegensätze leben. Daraus ergibt sich ein spirituelles Gesetz:

»Wie oben, so unten.«

Der Himmel (»oben«) entspricht der Erde (»unten«). Das, was wir als Stoffliches, als Materielles auf der Erde vorfinden, ist nur ein Ausdruck des Himmlischen; eine Verfestigung des Geistlichen. Das bedeutet, dass die Welt durchschaut und integriert werden muss. Wir dürfen nicht vor ihr fliehen oder uns in ihr vergraben. Das, was wir nicht in Besitz nehmen, besitzt uns!

Wir dürfen also den Schatten akzeptieren und integrieren. Ihr Leben wird transformiert, wenn Sie mit Ihrem Schatten Frieden schließen. Daraus entsteht Freiheit. Sie müssen nicht mehr jemand anders sein, als der, der Sie tatsächlich sind. Wenn wir alles, was wir sind, annehmen, dann schaffen wir die Möglichkeit zu wählen, was wir in dieser Welt tun wollen. Solange wir das, was wir sind, verstecken oder maskieren, sind wir nicht frei. Wir dürfen also alle Anteile in uns integrieren. Glauben Sie, Sie sind schwach, dann ist es Zeit, die Stärke in Ihnen zu entdecken. Glauben Sie, Sie sind ein Opfer, so gehen Sie auf die Suche nach dem Täter in sich.

Integrieren wir den Schatten nicht, wird er zur Umwelt (darauf gehe ich im nächsten Kapitel »Projektion« ein) oder er somatisiert, also verkörpert sich. Dadurch können Krankheiten entstehen. Wer sich hiermit weiter beschäftigen möchte, dem empfehle ich das Buch »Krankheit als Weg« von Thorwald Dethlefsen und Rüdiger Dahlke.[9]

Zentrale Gedanken

Der Schatten ist der Anteil von mir, der ich lieber nicht wäre.
Da der Schatten hinter mir liegt, sehe ich ihn nicht.
Dieser Anteil birgt ein großes Geschenk für mich.
Ohne Integration dieses Anteils, werde ich nie »ganz«.
Verdränge ich den Schatten, so wird er zur Umwelt oder er somatisiert.

Projektion: »Die anderen sind schuld«

»Du siehst die Welt nicht so, wie sie ist.
Du siehst die Welt so, wie du bist.«
MOOJI (ADVAITA-LEHRER)

Kommen wir zu einem Schlüssel für die Einheit: die Projektion. Sie ist so weit verbreitet, dass sie uns täglich begegnet. Im Kleinen wie im Großen. Um das Thema besser zu illustrieren, erzähle ich Ihnen im Folgenden die Geschichte eines Sufi:

Ein Philosoph, der sich bei Nasrudin, einem Sufilehrer, angemeldet hatte, um mit ihm zu debattieren, erschien zur verabredeten Zeit. Nasrudin war aber nicht da. Wütend schrieb er an Nasrudins Tür: »Dummer Flegel«. Als Nasrudin nach Hause kam und das Geschriebene las, eilte er zum Haus des Philosophen und sagte: »Ich habe vergessen, dass du kommen wolltest, und es tut mir leid, dass ich nicht da war. Aber ich erinnerte mich sofort daran, als ich deinen Namen auf meiner Tür sah.«

Die Verteufelung von anderen, das Abschieben aller möglichen Schuld oder Verantwortung auf andere, nennen Psychologen »Projektion« (lat. proicere = hinauswerfen, nach vorne werfen, hinwerfen). Es ist ein einfacher Weg, die eigene Verantwortung abzugeben. Das »Außen« ist schuld. Das »Außen« kann jeder sein. Die Gesellschaft, die Banker, die Ärzte, die eigenen Kinder, die Politiker etc.

Wir stellen damit Forderungen an die Welt. Die Welt solle sich gefälligst verbessern. Darauf können Sie lange warten! Was ist aber das »Außen«. Es ist von uns selbst gemacht! Wir haben es zum »Innen« gemacht. Was mich an der Welt stört, stört mich an mir selbst. Würde ich es an mir lieben, hätte ich es schon integriert, dann würde es mich in der Welt nicht mehr stören. Das, was der Mensch dem Anderen nicht gönnt, gönnt er sich nicht selbst.

Nehmen wir ein Beispiel. Habe ich ein Thema mit Wut, so wird es mir im »Außen« begegnen. Ich werde wütend über einen Verkehrsteilnehmer, der mich geschnitten hat, über einen Arbeitskollegen, der mir seine Arbeit geben möchte etc. Wir verurteilen andere Menschen nur, wenn wir diesen Zug in uns nicht annehmen können. Schauen Sie einmal hin, was passiert, wenn Sie mit dem Finger auf jemand anderen zeigen:

- Ein Finger weist auf den anderen.
- Drei Finger weisen auf Sie selbst.

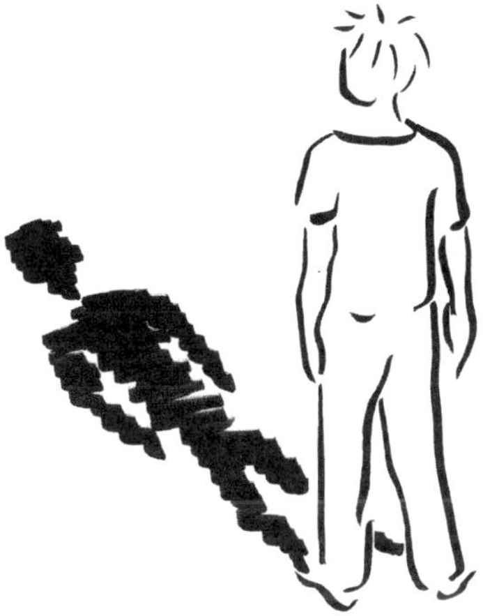

Wenn Sie sich nicht als ein Mikrokosmos des gesamten Universums sehen, dann werden Sie Ihr Leben weiterhin als ein getrenntes Individuum erleben. Sie werden weiter im Außen nach Antworten suchen. Sie fällen weiter Urteile darüber, was gut und schlecht ist. Sie werden Ihre eigenen Probleme an anderen bekämpfen wollen.

Wir projizieren unseren Schatten, projizieren ihn auf andere und spalten damit diesen Anteil von uns ab. So kommen wir zu keiner Lösung, sondern das abgewehrte, verdrängte Thema wird immer stärker und schließlich lebensbestimmend. So bekommt der »Teufel«, als die klassische Schattengestalt, eine immer bedeutendere Rolle in einem individuellen Leben, wenn ihm besonders viel Lebenswichtiges zugeschoben und dem Leben entzogen wird.

Projektion ist der direkte Weg
zur Schattenbildung!

Projektion ist die Basis von Verurteilungen und Vorurteilen, von Diskriminierung und Bevorzugungen. Wir können Probleme nach außen projizieren und bekommen Feinde. Wir können sie aber auch nach innen projizieren und bekommen Symptome und werden krank. Die einzige Lösung besteht darin, die Projektion zurückzunehmen. Das bedeutet zu 100 % die Verantwortung für Ihre Gedanken, Ihre Gefühle und Ihr Verhalten zu übernehmen. Und ich meine damit: ohne Ausnahme.

Vielleicht denken Sie jetzt: »Aber die Welt ist doch schlecht. Die Banker sind gierig. Die Politiker allesamt unfähig etc.«

Wenn Sie sich im Spiegel sehen und wollen Ihre Haare kämmen, werden Sie dann den Spiegel bürsten? Natürlich nicht. Der Spiegel dient nur dazu, Ihre Anteile (in diesem Fall Ihre Haare) zu sehen.

Der tibetische Buddhismus geht davon aus, dass die Welt Projektion ist. Das heißt, sie kann sich nur im Inneren verändern. Andere spiegeln uns unsere verborgenen Emotionen und Gefühle zurück; das erlaubt uns, diese zu erkennen und wieder in Besitz zu nehmen.

Stellen Sie sich einen Friedensaktivisten vor, der vor einer Kaserne mit einem Schild in der Hand demonstriert. Das bedeutet, dass er das Thema Krieg projiziert. Der Krieg gelangt somit in den Schatten. Die eigene Aggression ist noch nicht bearbeitet. Wenn diese Person nicht an ihren inneren Prozessen arbeitet, kann es sein, dass der Schattenanteil sich auf eine andere Art und Weise zeigt. So wird er vielleicht zu einem militanten Friedensaktivisten und versucht, den Frieden mit Waffengewalt durchzusetzen. Hätte er die Projektion zurückgenommen, sich dem

Thema gestellt und es integriert, dann wäre es »erlöst« worden und müsste sich nicht im Außen zeigen.

In dem Moment, in dem Sie wirklich die Verantwortung für Ihr Leben übernehmen, werden Sie angstfrei, weil Sie wissen, dass Ihnen nichts versehentlich passiert. Sie sind kein Opfer irgendwelcher Umstände. Es begegnet Ihnen nur das in der Welt (im Außen), was noch auf Sie wartet, um von Ihnen bearbeitet zu werden.

Daher ist jedes Kranksein oder jedes äußere Problem immer eine Aufforderung an Sie, sich dem Schatten zu stellen, die Projektion zurückzunehmen, zu bearbeiten und zu integrieren. Das ist ziemlich radikal, aber aus meiner Sicht der einzig richtige Weg.

Es ist nicht leicht, die Projektion zurückzunehmen, da wir dazu neigen, uns Geschichten zu erzählen. Diese sind auch in der Regel stimmig. Die Kindheit war grausam, der Chef ist ungerecht, die Ehefrau hat einen betrogen etc. Was bedeutet es aber für unser Leben, wenn wir uns diese Geschichten immer wieder erzählen? Nichts wird sich in unserem Leben verändern. Wir sind Gefangene der äußeren Umstände. Wollen Sie das? Ist es das Leben, was Sie führen wollen?

Ich ermutige Sie: Erweitern Sie Ihr Bewusstsein. Fangen Sie an, seelisch zu wachsen. Sie werden merken, wie beweglich Sie auf einmal werden, wie viel Energie Sie freisetzen. Wenn Sie beweglich werden, wird auch das Leben beweglich. Wir befreien uns selbst aus unserem selbst gebauten Gefängnis. Wir werden frei von dem Gefühl, von unseren Problemen umstellt zu sein. Diese sind letztlich nur Spiegelungen der Dinge, die wir in uns zum Problem gemacht haben.

Jede Form im Außen ist nur der Träger eines Inhaltes. Die Form drückt eine Botschaft aus. Jeder kennt die Situation »Ich habe die Nase voll.« Was soll mir die Erkältung sagen? Was für eine Botschaft steckt hinter der Form? Übersehe ich weiter den Inhalt, so werden sich neue Symptome im Außen zeigen. Leider ist der Schulmedizin dieser Zugang fremd. Sie »bekämpft« lieber die Form und vernachlässigt die Inhalte. Form ist etwas Sichtbares, der Inhalt ist das Unsichtbare.

Wenn wir entdecken, dass wir uns genauso verhalten könnten, wie die Menschen, die wir verurteilen, nehmen wir die Projektion zurück.

»Urteile nie über jemand anderen, bevor du nicht einen Mond lang in seinen Mokassins gelaufen bist.« (indianisches Sprichwort)

Zentrale Gedanken

Projektion bedeutet, jemand anderem die Schuld zu geben.

Projektion führt im Außen zu Feinden, im Inneren zu Krankheit.

Nur wenn ich die Projektion zu 100 % zurücknehme, übernehme ich auch die Verantwortung für mein Leben.

Dadurch werde ich frei vom »Außen«.

Resonanzgesetz: Das Außen spiegelt unser Inneres

»Das Leben ist ein Echo. Was du ausstrahlst, bekommst du. Was du sagst, erntest du. Was du gibst, bekommst du zurück. Was du im anderen siehst, existiert in dir.«

BUDDHISTISCHE LEBENSWEISHEIT

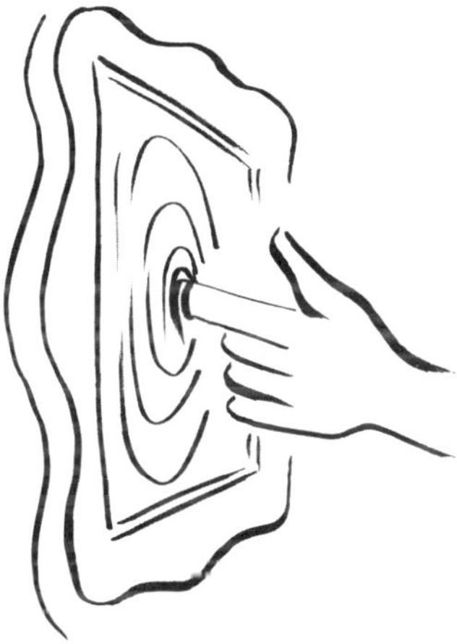

Unmittelbar mit der Projektion hängt das Gesetz der Resonanz zusammen. Das Gesetz der Resonanz besagt, dass wir nur das wahrnehmen, womit wir in Resonanz gehen. Oder anders formuliert: Wir kommen nur mit den Dingen in Kontakt, mit denen wir in Resonanz sind. Wenn wir auf etwas nicht eingestellt sind, können wir es nicht wahrnehmen. Es ist für uns nicht wichtig.

Stellen Sie sich vor, Sie sind mit mehreren Personen zusammen. Ihr Freund erzählt Ihnen, wie wütend ihn die

Person X macht. Wenn Sie das Thema Wut schon erlöst haben, können Sie diese Emotion überhaupt nicht nachempfinden. Für Sie erscheint die Person X in einem anderen Licht. Die Resonanz ist somit eine andere, als bei Ihrem Freund.

Jeder Mensch nimmt seine Welt wahr, mit der er in Resonanz tritt. Zu allen anderen Menschen, Situationen und Dingen bekommt er weder Kontakt noch hat er Verständnis für sie. Kennen Sie das Phänomen, dass es Menschen in Ihrer Nachbarschaft gibt, die Sie nie sehen? Jahrelang leben Sie Tür an Tür – haben aber keinen Kontakt. Das beschreibt das Gesetz der Resonanz.

Was immer uns im Außen begegnet, muss in Resonanz mit uns sein. Wenn es etwas ist, was uns gefällt, so ist es Resonanz mit unserem *bewussten Sein*. Wenn es uns missfällt, ist es Resonanz mit unserem *unbewussten Sein* (unserem »Schatten«). Die bewusste Wahl von Umgebung und Umwelt beeinflusst somit unsere Resonanz. Wenn wir z.B. den Mut eines anderen wahrnehmen, dann ist das ein »In-Resonanz-Gehen« mit unserem eigenen Mut. Wenn ich mich selbst verändere, verändere ich damit auch meine Resonanz. Ich werde andere Menschen oder Umstände in meinem Leben anziehen.

Alles was erschaffen ist, muss zuvor gedacht werden; sonst könnte es nicht sein. Wie denken Sie? Wie ein Opfer? Oder wie ein Schöpfer? Schauen Sie sich an, womit Sie in Resonanz gehen? Sie leben in Ihrer eigenen Welt. Das Gesetz der Resonanz zeigt Ihnen, wo Sie gerade stehen. Verändern Sie Ihr Bewusstsein und lassen Sie die Spiegelgesetze für sich arbeiten. Dadurch verändern Sie Ihre Lebensumstände.

Das Universum spiegelt uns immer die Situationen wider, die uns dazu auffordern, unsere Totalität anzunehmen. Wir ziehen die Menschen und die Umstände an, die wir verdrängt und vergessen haben. Jeder Aspekt von uns benötigt Verständnis und Mitgefühl. Projektion tritt nur mittels Resonanz in die Manifestation!

Zentrale Gedanken

Ich gehe nur mit dem in Resonanz,
was ich wahrnehme.
Was mir im Außen gefällt, ist Resonanz mit
meinem bewussten *Sein.*
Was mir im Außen missfällt, ist Resonanz mit
meinem unbewussten *Anteil.*
Projektion tritt nur mittels Resonanz in die
Manifestation.

Bewusstsein: der Schlüssel zum Leben

»Reines Bewusstsein ist der Zustand unendlicher Kraft, unendlichen Mitgefühls, unendlicher Sanftheit, unendlicher Liebe und die Wahrnehmung von Zeitlosigkeit.«
DAVID R. HAWKINS (SPIRITUELLER LEHRER)

Um sich der Prozesse gewahr zu werden, die ich in den vorigen Kapiteln beschrieben habe, benötigen wir Bewusstsein. In einem Akt der Achtsamkeit lenken wir unser

Bewusstsein auf die Dualität bzw. Polarität. Um tiefer in das Verständnis einzudringen, lade ich Sie zu einer Gedankenreise ins Reich des Bewusstseins ein.

Wir denken ca. 60.000–70.000 Gedanken am Tag[10]. 90 % davon entsprechen denen, die wir tags zuvor gedacht haben. Das heißt, wir laufen die meiste Zeit des Tages auf einem unbewussten Programm. Nur ca. 10 % des Tages sind wir uns unserer selbst bewusst – eine erschreckende Information, wie ich finde. Unser Handeln ist zum großen Teil ein Bündel von konditionierten Reaktionen. Bewusstsein ist aber erforderlich, um aktiv unser Leben zu verändern.

Eine weitere Frage, die sich mir in diesem Zusammenhang aufdrängt, ist, ob auch Objekte bzw. unser gesamtes Leben von bewussten Erfahrungen abhängig ist. Das würde bedeuten, dass das Bewusstsein die einzige Möglichkeit ist, die Realität zu erfahren.

Viele Wissenschaftler und Schulmediziner halten jedoch am Materialismus fest. Sie vertreten weiter die Newtonsche Physik und stellen die Materie über das Bewusstsein. Für sie ist nur das Messbare real.

Doch lassen Sie uns einmal die Frage stellen, was »die Welt« überhaupt ist? Was ist der Ort, an dem wir leben?

Es wird jetzt vielleicht etwas abstrakt. Aber lassen Sie mich meine Gedanken dazu einmal darlegen: Die Realität kann aus meiner Sicht unabhängig vom menschlichen Verstand sein, jedoch nicht unabhängig vom Bewusstsein. Wenn wir davon ausgehen, dass das gesamte Universum mental ist, dann sind wir (unsere Körper) ein Teil der Realität. Wir können nicht sagen, dass das Universum nur in unserem persönlichen Geist existiert. Vielmehr ist das Universum ein Ausdruck eines universellen Geistes.

Der berühmte Neurophysiologe und Nobelpreisträger Sir John Eccles formulierte es folgendermaßen:[11]

»In Wirklichkeit gibt es keine Farben, keine Stoffe, keine Gerüche, weder Schönheit noch Hässlichkeit. Da draußen gibt es nur pure Energiesuppe. Es ist eine im Grund genommen formlose, undefinierbare, fließende Quantensuppe, aus der wir im Akt der Wahrnehmung in unserem Bewusstsein die stoffliche Welt konstruieren. Diese stoffliche Welt da draußen ist ein Feld unendlicher Möglichkeiten, das wir im Prozess der Wahrnehmung zu unserer vertrauten stofflichen Realität machen.«

Die Quantenphysik versucht diese Zusammenhänge zwischen Einzelbewusstsein und Kollektivbewusstsein zu beschreiben.[12] Danach gibt es keine eigentliche Trennung von meinem Bewusstsein und einem »größerem Bewusstsein« – dem Quantenfeld. Die Gedanken und Gefühle, die vom universellen Bewusstsein erfahren werden – wovon wir ein Teil sind – werden uns in Form der erfahrbaren Welt präsentiert, die wir sehen, hören, fühlen und schmecken.

Manche mögen jetzt einwenden, dass das Universum voraussagbaren Gesetzen folge und somit nicht mental bzw. geistig sein könne. Manche Wissenschaftler sind der Meinung, dass man den universellen Geist bzw. das universelle Bewusstsein beschreiben müsse. Dieser Ansatz ist meines Erachtens aber zum Scheitern verurteilt. In der Wissenschaft wird versucht, gewisse Aspekte der Realität mit anderen Aspekten zu erklären. Wir erklären z.B. Organe anhand von Geweben, Gewebe anhand von Molekülen, Moleküle anhand von Atomen etc. bis zur »kleinsten Einheit«. Irgendwann ist in dieser Erklärungskette aber ein Ende erreicht.

Das bedeutet, dass jede naturwissenschaftliche Theorie mindestens einen Aspekt der Realität enthält, der nicht erklärt werden kann. Durch diesen fehlenden Aspekt ist jedoch alles andere erklärbar.

Für Physiker besteht die Realität aus Superstrings, Quarks, subatomaren Teilchen etc. Wenn wir aber davon ausgehen, dass das Universum mental bzw. geistig ist, so kann der einzige grundlegende Aspekt der Realität der »universelle Geist« sein. Das einheitliche Feld. Gott. Welcher Begriff auch immer Ihnen zusagt. Dieser »universelle Geist« kann nicht erklärt werden. Er *ist* einfach.

Die alten Rishis in Indien nannten den menschlichen Körper »chit-akash«. Chit bedeutet hier Bewusstsein und akash Raum. Nach der Ansicht der Rishis ist also das Bewusstsein zuerst da und sucht sich dann einen Raum, z.B. den menschlichen Körper, um in eine materielle Verkörperung zu kommen.

Wenn wir noch einmal zur Quantenphysik zurückgehen, so besagt diese, dass die Welt und alles in ihr Existierende nicht unabhängig von »Messungshandlungen« existiert. Das heißt, durch eine Messung wird Realität »erzeugt«.

In diesem Konzept, in dem die Realität durch Bewusstsein bestimmt wird, kann die übliche Annahme der modernen Neurowissenschaft, das Gehirn kreiere den menschlichen Geist, nicht funktionieren.[13] Das Gehirn ist für das menschliche Denken erforderlich, erschafft aber nicht den Sinn der mentalen Realität. Das Gehirn erzeugt selbst kein Bewusstsein, noch ist es Bewusstsein. Es ist der Mittler zum Körper, damit sich Bewusstsein ausdrücken kann.

Bewusstsein ist aus meiner Sicht die übergeordnete Information, die das Leben ausmacht. Daraus ergibt sich zwingend, dass alles, was eine Form hat und lebt, Bewusstsein haben muss.

Der Beobachter verändert das Beobachtete. Wir wirken durch Achtsamkeit auf das, was geschieht. Durch dieses Bewusstsein werden wir präsent und können Einfluss auf unsere Realität nehmen. Erwin Schrödinger, einer der Mitbegründer der Quantenmechanik, formuliert es folgendermaßen: »Bewusstsein ist singulär, man kann es ebenso wenig teilen wie Elektrizität.«

Professor Robert Jahn von der Princeton University veröffentlichte 1988 eine Studie, die wissenschaftlich belegte, dass es möglich ist, mit dem menschlichen Bewusstsein eine Maschine zu beeinflussen. Er hatte festgestellt, dass Zufallsgeneratoren aufhören, Zufälle zu produzieren, sobald sie unter Einfluss jeglicher Art von Bewusstsein stehen. An der Universität von Princeton untersuchte man auch größere Gruppen wie Meditationsgruppen, Gottesdienste und Sportveranstaltungen. Auch dort wurden Abweichungen von Zufallsverteilungen festgestellt. Es entstanden kohärente Zustände – also Zustände erhöhter Ordnung.

Seit Ende der 1990er Jahre gibt es das Projekt »Global Consciousness Project«. Hierfür stehen überall auf der Welt verteilt 38 Zufallszahlen-Generatoren, die einen ununterbrochenen Strom von Zufallsdaten generieren. Diese werden im Zentralcomputer von Princeton ausgewertet. Am 11. September 2001 veränderten sich die Zufallsdaten auf sehr deutliche Weise. Extreme Abweichungen begannen kurz bevor der erste Turm des World Trade Centers getroffen wurde und dauerten drei Tage lang an. Bereits einmal hatten die Computer der Wissenschaftler deutliche Zufallsabweichungen registriert. Dass war beim Tod von Prinzessin Diana. Es scheint also so zu sein, dass die Kohärenz und Intensität unserer Reaktion einen dauerhaften Ordnungsimpuls im zufälligen Zahlenfluss der Geräte erschaffen hatte.

In einem aufsehenerregenden Versuch verdeutlichte René Peoc'h[14], ein französischer Mediziner, dass frisch geschlüpfte Küken Einfluss auf einen Zufallsgenerator nehmen. Zunächst konditionierte er Küken auf einen Roboter. Dieser war mit einem Zufallsgenerator für seine Steuerung bestückt. Er konditionierte die Küken so, dass sie ihn für ihre Mutter hielten.

Im ersten Teil des Versuchs ließ er den Roboter in einem leeren Käfig fahren. Wie nicht anders zu erwarten, nutzte er den Raum gleichmäßig aus (50 % der Zeit nach rechts; 50 % der Zeit nach links). Er bewegte sich mehr oder weniger gleichmäßig durch das gesamte Areal.

Im zweiten Teil wurden die Küken auf den Roboter konditioniert. Im Verlauf wurden sie aus dem Käfig genommen. Sie wurden so platziert, dass sie den Roboter sehen konnten, sich aber nicht auf ihn zubewegen konnten. Nun passierte das Erstaunliche: die Intention der Küken, in der Nähe des Roboters zu sein (dieser wurde ja als Mutter angesehen), wirkte sich auf die Zufallsbewegungen des Roboters aus. Er bewegte sich nicht mehr über das gesamte Areal, sondern nur noch in dem Bereich des Areals, das näher am Käfig der Küken lag.

Die Küken »wussten« sicherlich nicht, was ein Zufallsgenerator ist, noch wie dieser Generator die Rechtslinks-Bewegung des Roboters auslöst. Es war also der unbewusste Wunsch, die Erwartung der Küken, die den

Roboter steuerte. Die Erwartung der Küken erzeugte ein Feld – eine Verbindung – die wusste, wie der Roboter, der Zufallsgenerator und die Steuerung funktionieren. Wenn Küken mit ihrem Bewusstsein es schaffen, Materie (hier den Roboter) zu beeinflussen, dann frage ich Sie, was Sie mit Ihrem Bewusstsein erreichen können?

Ich hoffe, Sie sind noch bei mir und haben jetzt den theoretischen Hintergrund, um freudvoll und leidenschaftlich an die Umsetzung dieser Konzepte zu gehen.

Zentrale Gedanken

90 % des Tages bin ich unbewusst – ich laufe auf einem »Programm«.

Bewusstsein hat Einfluss auf Materie.

Es gibt ein Einzelbewusstsein und ein Einheitsbewusstsein – beides ist nicht voneinander zu trennen (Einheit).

Das Bewusstsein reicht weiter, als ich es ihm und mir zutraue.

II. KAPITEL: WIE KANN HEILUNG GESCHEHEN?

Treffen Sie eine Wahl: Annahme – Widerstand

»Deine nicht akzeptierten Verhaltensmuster, Schattenseiten liebevoll umarmen wie eine Mutter ihr weinendes Kind – in dem Moment beginnst du, sie zu wandeln.«
THICH NHAT HANH (BUDDHISTISCHER MÖNCH)

Nun wollen wir uns an die Arbeit machen. In diesem Kapitel stelle ich Ihnen einige Möglichkeiten vor, wie Sie sich mit allen Anteilen in sich versöhnen können. Es gibt natürlich eine Vielzahl von Ansätzen und Therapiemöglichkeiten. Meine Auswahl ist rein subjektiv – aber aus tiefstem Herzen empfohlen.

Sie schauen einfach, wo Sie sich angesprochen fühlen und kommen dann vom Denken – zum Handeln – zum Sein. Lassen Sie es nicht auf einer theoretisch-philosophischen Ebene. Handeln Sie – *jetzt*. Ich werde neben der Integration des Schattens noch einige allgemeine Empfehlungen geben. Lassen Sie sich einfach inspirieren.

Eine alte indianische Weisheitsgeschichte verdeutlicht sehr schön, dass jeder Mensch Licht- und Schattenanteile in sich hat. Der Indianerhäuptling erzählt seinem Sohn folgende Geschichte: »Mein Sohn, in jedem von uns tobt ein Kampf zwischen zwei Wölfen. Der eine Wolf ist böse. Er kämpft mit Ärger, Neid, Eifersucht, Angst, Sorgen, Gier, Arroganz, Lügen, Selbstmitleid, Egoismus und Überheblichkeit. Der andere Wolf ist gut. Er kämpft mit Liebe, Freude, Hoffnung, Gelassenheit, Güte, Mitgefühl, Großzügigkeit, Vertrauen und Wahrheit.« Der Sohn fragt:

»Und welcher der beiden Wölfe gewinnt den Kampf?« Der Häuptling antwortet: »Der, den du fütterst.«

Bevor wir irgendetwas ändern können, gilt es jedoch, »das Böse«, unsere Schattenanteil in uns anzuerkennen. Nur so können wir Bewusstheit erreichen. Sie erinnern sich, Abspaltung und Verdrängung macht unfrei. Als erster Schritt zur Einheit ist es daher zwingend, dass anzunehmen, was ist!

Annahme ist der erste Schritt zur Einheit.

Sie können die Wirklichkeit annehmen oder sie bekämpfen. Letzteres führt zum Krieg. Wenn Sie die Realität ändern wollen, müssen Sie sie zunächst bedingungslos annehmen und dann eine Entscheidung treffen, um eine andere Wahl zu treffen. Sobald Sie im Widerstand steckenbleiben, werden Sie sich immer angegriffen fühlen und werden kämpfen wollen.

Der Weg, die anderen, die meine Schattenanteile spiegeln, ändern zu wollen, erscheint zunächst leichter. Ergibt aber, wie Sie mittlerweile wissen, keinen Sinn. Denn solange Sie diese Anteile nicht annehmen, werden Sie Ihnen gemäß des Resonanzgesetzes immer weiter vor Augen geführt. Dennoch halten sich viele Menschen gern in dieser Sackgasse auf und machen die Umstände, andere Menschen, die Umwelt für ihr Leid verantwortlich. Was erreiche ich, wenn ich jammere, beklage und beschuldige? Ich erreiche nichts, außer dass andere mich kaum noch ertragen können.

Nehmen Sie also an, was ist, und verändern Sie sich selbst. Nichts erscheint auf den ersten Blick leichter, als alle Verantwortung von sich zu weisen und sie anderen in die Schuhe zu schieben. Doch wer über äußere oder innere Umstände jammert, erhält diese damit am Leben.

Wir können uns aber auch entscheiden, demütig die aktuelle dunkle Situation anzunehmen. Bedingungslose Annahme der aktuellen Umstände bedeutet, aufzuhören, über das Gegebene zu jammern und zu klagen. Annahme bedeutet hier aber *nicht*, dass ich etwas gutheiße oder unterstütze. Es bedeutet lediglich, seinen Widerstand jetzt in diesem Moment der Gegenwart aufzugeben und etwas in seiner wie auch immer gearteten Wirklichkeit als das anzunehmen, was es jetzt ist.

Übernehmen Sie die Verantwortung für Ihr Leben. Jetzt!

Wenn Sie aufhören, sich und anderen die Schuld für Ihr Leben zu geben, und Sie dafür die volle Eigenverantwortung übernehmen, dann werden Sie etwas Erstaunliches feststellen. Entsprechend dem Gesetz der Resonanz (S. 21) werden die Mitmenschen in Ihrer Umgebung ebenfalls mit der Zeit aufhören, Ihnen Schuld zu geben! So entwickeln Sie sich immer weiter in ein Leben frei von Schuld. Unter der Maske können wir zum Vorschein kommen. Wir müssen uns nicht mehr als jemand Besseres ausgeben. Wir dürfen so sein, wie wir sind. Die Annahme von sich selbst bedeutet aber auch, dass ich andere so annehme, wie sie sind. Bedingungslos.

Wenn ich den Schritt der bedingungslosen Annahme vollzogen habe, bin ich frei, eine andere Wahl zu treffen. Eine Wahl, wie ich mit der gegebenen Situation umgehen möchte. Welche Entscheidungen ich fällen möchte. Neben wir ein konkretes Beispiel. In einem Gespräch beleidigt Sie jemand.

Sie könnten jetzt vortrefflich in einen Streit gelangen und sich gegenseitig beleidigen. Sie können den »Wolf der Anklage« füttern. Wenn Sie die oben genannten Empfehlungen auf diese Situation anwenden, könnten Sie folgendes Szenario entwickeln: Sie nehmen bedingungslos die aktuelle Situation an.

Dann könnten Sie sich klarmachen, dass es *Ihre* Entscheidung ist, ob Sie im Widerstand sind und meinen, Sie müssten kämpfen (hier konkret vielleicht den anderen anschreien). Wer ist aber für Ihre Gefühle verantwortlich? Nur Sie allein, oder? Wenn Sie jemand anderen anschuldigen, geben Sie ihm die Macht. Wollen Sie das? Sie könnten sich nach der Annahme für eine andere Wahl entscheiden. Sie könnten mitfühlend fragen, was den anderen belaste, dass er so reagiert. Sie könnten sich aber auch entscheiden, zunächst keinen Kontakt mehr mit dem anderen haben zu wollen. Sie können sich so entscheiden, wie es in dem Moment für Sie stimmig ist.

Erkennen Sie, welche Freiheit aus der bedingungslosen Annahme erwächst? Sie können dann jegliche Wahl treffen, die Sie wollen.

Treffen Sie eine Wahl.

Ziel der Einheit ist es zu sagen, ich bin nicht nur so, sondern ich darf auch so sein!

Zentrale Gedanken

Bedingungslose Annahme aller meiner Anteile – der hellen sowie der dunklen – ist der erste Schritt zur Einheit.
Ich bin für mein Leben verantwortlich.
Treffen Sie eine Wahl, wie Sie leben wollen, wer Sie sein wollen.
So wie ich bin, bin ich in Ordnung.

Den Schatten integrieren

»Jeder Schatten ist auch immer ein Wegweiser zum Licht.«
ERNST FERSTL (ÖSTERR. SCHRIFTSTELLER)

Der Schatten hat viele Gesichter. Er kann sich als Angsthase, Jammerlappen, Geizkragen, Manipulator, Verurteilter, Verärgerter, Rachsüchtiger, Egoist etc. zeigen. Der Schatten besteht aus allen unseren Anteilen, die wir für nicht akzeptabel halten. So wie unser Schatten ist, wollen wir auf keinen Fall sein. Wir wollen unsere Schattenanteile nicht sehen und wir wollen auch nicht, dass andere sie bemerken. Wir versuchen, sie vor der Welt zu verstecken. Was machen wir folglich mit unseren ungeliebten Anteilen?

1. Wir wollen sie nicht sehen.
2. Wir wollen, dass sie uns nicht stören.

Wir verbringen viel Zeit damit und betreiben einen großen Aufwand, diese Anteile in uns wegzusperren. Indem wir sie aber einsperren, berauben wir uns eines wichtigen Anteils von uns. Ohne unsere Schatten sind wir nicht ganz, da sie zu uns gehören, egal, ob sie sichtbar sind oder versteckt werden. Es mag uns erstaunen, aber dadurch berauben wir uns eines großartigen Geschenkes.

Ich empfehle Ihnen, bei dieser Arbeit schriftliche Aufzeichnungen zu machen. Legen Sie sich ein spezielles »Schattenbuch« an und notieren Sie dort Ihre Emotionen, Erlebnisse und Erfahrungen.

Wir wurden durch die Gesellschaft, Erziehung, Schulausbildung etc. konditioniert, diese nicht geliebten Anteile immer wieder zu unterdrücken. Wir haben Angst, die »Büchse der Pandora« zu öffnen. Doch gerade dieser Akt des Hinschauens und Annehmens kann zu Glück und Einheit führen. Bei der liebevollen Annahme unserer Schattenanteile handelt es sich um einen zutiefst emotionalen Prozess. Wir müssen uns entscheiden, unser Herz zu öffnen, um dort uns selbst zu erkennen.

Ohne die Annahme und Integration der dunklen Anteile, können wir nicht zur inneren Freiheit gelangen.

Wir haben alle unseren Schatten. Um sie aufzuspüren, kann es hilfreich sein, Menschen aus Ihrem Umfeld zu fragen, welche Schatten sie bei Ihnen sehen. So, wie mir mein Gegenüber meine Augenfarbe nennen kann, die ich selbst nicht sehen kann, so können mir Personen in meinem Umfeld meine Schattenanteile benennen.

1. Schritt

Treffen Sie die Wahl anzunehmen, dass Sie einen Schatten haben, den Sie selbst nicht sehen können.

Ich entscheide, ob ich diese Anteile annehme. Wie C.G. Jung, der berühmte Psychoanalytiker, es formulierte: »Das Gold liegt im Dunkeln.«

Welche Anteile von mir möchte ich verstecken? Alle Anteile dürfen da sein! Ermächtigen Sie sich selbst. Gehen Sie über Ihre alten Glaubenssätze hinaus. Es kann auch sein, dass Sie viele positive Eigenschaften in den Schatten verbannt haben. Schauen Sie hinter die Maske. Seien Sie ehrlich. Brechen Sie aus Ihren Konditionierungen aus und entdecken Sie, wer Sie *wirklich* sind. Sie haben es verdient, sich selbst zu lieben! Sagen Sie zu Ihrem dunkelsten Anteil »auch das bin ich«.

Wir müssen bereit sein, die Projektionen und Schuldzuweisungen zurückzuholen. Das, was mich am anderen stört, was ich auf ihn projiziere, ist mein Schatten. Andere spiegeln uns unsere verborgenen Emotionen und Gefühle zurück. Das erlaubt uns, diese zu erkennen und wieder in Besitz zu nehmen. Daraus ergibt sich der zweite Schritt:

2. Schritt

Übernehmen Sie die Verantwortung für sich und Ihr Leben und nehmen Sie alle Projektionen zurück.

Wenn wir inneren Frieden haben wollen, müssen wir uns in unserer Totalität annehmen. Wir müssen unsere hellen und dunklen Anteile annehmen. In der Regel hindert uns unser Ego daran. Es möchte, dass wir hinter unserer Maske bleiben. Wir erstellen verschiedene Verteidigungsstrategien, nur um nicht mit diesem ungeliebten Anteil in Kontakt zu kommen.

Wenn Sie diese Anteile aber anerkennen, könnte einer der nächsten Schritte sein, sich absichtsvoll mit diesem zu versöhnen. Wir müssen dafür still werden und mutig unserer inneren Stimme lauschen. Wir werden die Antwort nicht im Außen finden. Nur in uns ist die Lösung.

Schauen Sie sich Ihre Projektionen an. Was mögen Sie am anderen nicht? Welche Gefühle lösen bestimmte Personen oder Umstände in Ihrem Leben aus? Lassen Sie jegliches Gefühl zu.

Werden Sie still und gehen Sie in sich. Begrüßen Sie diesen Anteil von sich. Falls es Ihnen leichter fällt, können Sie diesem Anteil einen Namen geben: z.B. der »wütende Willi«, die »ängstliche Hilde«, der »verachtete Gerd« etc.

Gehen Sie voller Liebe und Mitgefühl auf diese Subpersönlichkeiten zu. Nehmen Sie sie bedingungslos an. Das sind *Sie*! Gehen Sie in Kontakt mit diesem Teil. Bedanken Sie sich bei diesem Anteil, dass er bereit ist, mit Ihnen zusammenzuarbeiten.

Gehen Sie in den Dialog, lernen Sie diesen Anteil kennen und finden heraus, was er braucht, um ganz zu werden. So, wie Sie einen guten Freund, der sich in einer Krise befindet, fragen würden, was er braucht. Eine Umarmung, ein Gespräch, Ruhe, Schlaf, etwas zu Essen etc. Lauschen Sie dieser Stimme. Es kann sein, dass sie sich zunächst nicht traut mit Ihnen zu sprechen. Vielleicht wurde sie zu lange – oder noch nie (!) – gehört. Geben Sie diesem Anteil Zeit. Früher oder später wird dieser Anteil erkennen, dass Sie für ihn da sind. Dieser Anteil hat eine Gabe – ein Geschenk – für Sie!

Was hat dieser Anteil zu sagen? Es ist die Wahrheit! Alle Anteile sind Schöpfungen unserer Psyche. Aspekte von unserem Selbst, die wir nicht akzeptieren konnten. Wenn wir es schaffen, alle Anteile von uns anzunehmen und zu lieben, dann haben diese Anteile ein wundervolles Geschenk für uns. Vertrauen Sie diesem Anteil.

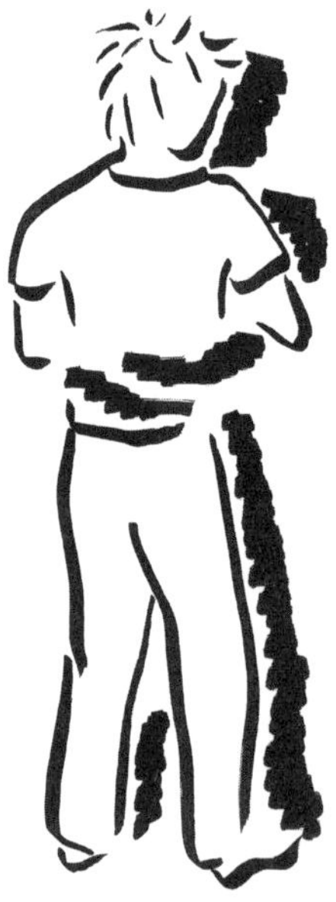

3. Schritt

Gehen Sie in die Stille. Bauen Sie Kontakt zu Ihrem Schatten auf. Wenn es Ihnen möglich ist, umarmen Sie ihn und nehmen ihn voller Mitgefühl an. Dann fragen Sie, ob er ein Geschenk für Sie hat oder was er sagen möchte.

Wie können Sie nun an diesen Ort gelangen, um mit diesem Anteil in Kontakt zu treten? Ich persönlich halte die Meditation für den besten Weg, um in die Stille und in mein Inneres zu gelangen. Alternativ könnte man in die Natur gehen oder an Kraftplätze.

Seien Sie gewiss, dass es am Anfang »kein Vergnügen« sein wird, diesem Anteil zu begegnen. Und das ist noch höflich formuliert. Es werden Ihnen wilde Fratzen, angsteinflößende Ungeheuer oder abscheuliche Kreaturen begegnen. Alles Anteile von Ihnen!

Ich erinnere mich gut an meine erste »Schattenmeditation«. Ich traf meine Angst. Aber anders als erwartet, war es kein blutrünstiges Ungeheuer, sondern eine ausgemergelte, erschöpfte, fast leblose Kreatur. Sie befand sich in einem dunklen Hinterhof und war kaum in der Lage zu sprechen. Ein erschreckendes Bild! Nachdem ich ihr das Gefühl der Sicherheit und Liebe gegeben hatte, überreichte Sie mir ein wundervolles Geschenk: Ich sollte mich mehr lieben und mehr zu mir stehen. So gab sie mir das Geschenk des Mutes. Mutig meinen Weg zu gehen. Den Weg, den ich gehen möchte.

Der Schatten ist eine Quelle größter Inspiration und führt uns zu den eigenen spirituellen Wurzeln zu finden.

Der Weg ins Licht führt immer und ausschließlich über den Schatten.

Zentrale Gedanken

1. Schritt: Treffen Sie die Wahl anzunehmen, dass Sie einen Schatten haben, den Sie selbst nicht sehen können.
2. Schritt: Übernehmen Sie die Verantwortung für sich und Ihr Leben und nehmen Sie alle Projektionen zurück.
3. Schritt: Gehen Sie in die Stille. Bauen Sie Kontakt zu Ihrem Schatten auf. Wenn es Ihnen möglich ist, umarmen Sie ihn und nehme ihn voller Mitgefühl an. Dann fragen Sie, ob er ein Geschenk für Sie hat.

Erfahrungsberichte

Dorothee: Ich lernte, meine Schatten anzunehmen

Durch familiäre Veränderungen kam ich in eine Krise. Ich war in einem Zustand, in dem ich vieles dunkel und schwer sah. Ich fühlte mich als Opfer und lebte es. Die schönen Dinge des Lebens, die auch da waren, konnte ich selten erkennen. Bei Dr. Rudolf lernte ich die Schattenübung kennen und es wurde mir mein Anteil bewusst. Ich lernte, meine Schatten zu erkennen und anzunehmen und eine Veränderung in mir zuzulassen.

Eine wunderbare Übung – in der ich mich immer mehr kennen lernte. Danach war es auch möglich, die Vergebungsübung zu machen. Seither hat sich vieles verändert in mir und auch in meiner Familie. Ich fühle wieder mehr Liebe und Freude. Das strahlt auch in mein Umfeld, das sich automatisch mit veränderte.

Jutta: Ich war in einer Opferrolle gefangen

Nicht vergessen werde ich den Silvestermorgen 2017. Mein Herz fühlte sich schwer an und in meinem Magen lag ein imaginärer Stein. Alles schien mir sinnlos und es überfiel mich eine große Traurigkeit. Ich fühlte mich unendlich allein, von allem abgetrennt, isoliert, gefangen in einer leidvollen Opferrolle.

Alle Atemübungen, die ich als Yogatherapeutin kannte, halfen mir nicht. Auch in der Natur, bei meinen geliebten Bäumen, fand ich keine Linderung. Viele Tränen flossen und meine körperliche Kraft schwand zunehmend. Alles fühlte sich dunkel an. Die Gedanken in meinem Kopf kreisten »Das hältst du heute nicht aus.« In meiner Not rief ich Herrn Dr. Rudolf an, den ich sowohl als Arzt, Freund und langjährigen Yogateilnehmer kennen und schätzen gelernt hatte.

Wir sprachen und arbeiteten ca. 1,5 Stunden. Er spiegelte mir meine Schattenseiten. Er machte mir klar, dass ich in der Opferrolle gefangen war. Nicht vergessen werde ich seine Übung »gegen die Wand drücken – so fest ich kann«. Was bringt das? – Nichts, ich verliere nur meine Kraft. Mir wurde bewusst: »Warum kämpfe ich gegen etwas an, was da ist?« Annehmen – aushalten – akzeptieren waren meine Aufgaben.

Dr. Rudolf erklärte mir das Gesetz der Polarität: »Wo Liebe ist, ist auch Schatten.« Meine Aufgabe: »Auch Schatten annehmen, umarmen, zu lieben als Teil von mir.« Er vermittelte mit Sätze wie: »Sei liebevoll zu dir selbst.« »Nimm an, was ist.« »Sei gut zu dir.« »Wähle Fülle statt Mangel – Stärke statt Schwäche.« »Vertraue dir und deinen Fähigkeiten.«

Sofort ging es mir energetisch gesehen besser. Dr. Rudolf gab mir die Aufgabe, diese Sätze in den nächsten Tagen zu üben, zu verinnerlichen, mich zu beobachten und zu kontrollieren. Er hielt Rücksprache und Kontakt zu mir, etwa über vier Wochen. Ich machte täglich Fortschritte. Mein Leben wurde bewusster. Ich konnte mehr und mehr annehmen, was ist, und ändern, was nicht gut war. Ich konnte mich und meine Schattenseiten annehmen und lieben.

Ich erlangte Meisterschaft über mich und meine Gedanken und Gefühle. Ich suchte die Fehler nicht mehr bei anderen, sondern entdeckte die Wurzel in mir. Heute – ca. acht Monate später – geht es mir gut. Ich nehme an, was ist, und öffne die Tür für Neues. Das Leben ist für mich schön und spontan, auch im »Allein-sein« mit mir. – Ich danke Herrn Dr. Rudolf von ganzem Herzen.

Corinna: Schattenarbeit mit meinen Ängsten

Vor fast drei Jahren kam ich in die Praxis von Dr. Rudolf, da es mir gesundheitlich gar nicht gut ging. Ich litt seit meiner Kindheit unter verschiedenen Ängsten, hatte seit einigen Jahren mit Depressionen zu tun und hinzu kamen nun auch noch massive Panikattacken.

Nun war ich auf der Suche nach einer anderen Behandlungsmethode, die nicht nur aus dem Verschreiben von

Medikamenten bestehen sollte. Alles war oftmals so unreal und ich spürte intuitiv, dass sich etwas in meinem Leben verändern musste bzw. ich war bereit, einen anderen Weg zu gehen.

»Und es kam der Tag, da das Risiko, in der Knospe zu verharren, schmerzlicher wurde, als das Risiko zu erblühen.«

Dieses Zitat von Anais Nin lernte ich auf dem ersten Heilseminar von Dr. Rudolf kennen. Es passte so gut zu meiner jetzigen Situation. In meiner weiteren Behandlung war es für mich von unermesslichem Wert, die Schattenarbeit kennenzulernen, und gerade in Bezug auf meine Ängste und Panikattacken eine wertvolle Hilfe, besser damit umzugehen.

Ich erfuhr von Dr. Rudolf, dass hinter jeder Angst bzw. hinter jedem unangenehmen Gefühl wie Wut, Ärger, Zorn... immer auch ein Geschenk steckt und dass es sich lohnt, dieses Gefühl näher anzuschauen. Das Gefühl zu fragen, was es mir sagen will und was es von mir braucht.

Das hörte sich für mich zunächst etwas befremdlich an, aber ich wollte mich verändern, wollte selber für mein Leben Verantwortung übernehmen. Außerdem ist ein Geschenk doch eigentlich immer etwas Schönes und wert, es kennenzulernen.

So näherte ich mich langsam meiner Angst an, z.B. wenn ich nachts schweißgebadet aufwachte und das Gefühl hatte, keine Luft mehr zu bekommen. Oder wenn mir mitten beim Einkaufen im Supermarkt schwindelig wurde und ich das Gefühl hatte, gleich umzufallen. Ich versuchte, anders auf diese Umstände zu reagieren. Statt sie weghaben zu wollen (was sie bisher immer verschlimmert hatte), versuchte ich sie bewusst im Hier und Jetzt wahrzunehmen. Ich begrüßte die Angst innerlich mit den Worten »Hallo, da bist du ja wieder« und fragte, was sie von mir brauchte. Oft wollte sie einfach nur da sein dürfen, wollte angenommen werden und sehnte sich nach einer Umarmung sowie nach Liebe. Ich entwickelte Verständnis für meine Ängste, die ein Schattenanteil meiner Seele waren. Etwas, was ich vor vielen Jahren von meiner Persönlichkeit abgespalten hatte, weil sie mir zu wehgetan hatten bzw. ich so konditioniert war, dass man doch im Leben keine Angst zu haben braucht.

Ich wollte diesen Schattenanteil »Angst« wieder in mein Leben integrieren, um ein bisschen mehr »ganz« zu werden und wieder ein selbstbestimmtes Leben zu führen.

Dank der Impulse und Gespräche zu dem Thema »Schatten« mit Herrn Dr. Rudolf erkenne ich immer mehr diese verdrängten Schattenanteile in meinem Leben und ich bin auf dem Weg, dass es mir wieder besser geht. Das allein ist schon ein Geschenk. – Danke!

Absicht → Herz → Hirn

»Wenn du tust, was du immer getan hast, dann wirst du bekommen, was du immer bekommen hast.«
TONY ROBBINS (NLP-TRAINER)

Wenn Sie mir bis jetzt gefolgt sind, lade ich Sie nun ein, noch einen Schritt weiterzugehen. Auch hier wird es nicht einfach werden. Ich rede von Veränderung. Veränderung hin zu der Person, die Sie sein wollen. Wenn Sie den Prozess beginnen, Ihren Schatten ans Licht zu bringen und eine Stimme in Ihrem Inneren schreit, Sie müssten damit aufhören, dann können Sie ziemlich sicher sein, dass es das Ego ist, das sich vor seinem Tod fürchtet.

Die Kraft, die Sie brauchen, ist da. Aber sie steht Ihnen nur zur Verfügung, wenn Ihre Sehnsucht nach Veränderung größer ist, als Ihre Neigung, alles beim Alten zu lassen. Wenn wir aber den Kontakt zu uns selbst verlieren, dann verlieren wir den Kontakt mit unserer Göttlichkeit. Schauen Sie sich einmal in Ihrer Umgebung um. Sie werden feststellen, dass die meisten Menschen gleichbleiben. Sie handeln auf eine vorhersehbare Art und Weise. Nichts Neues geschieht.

Wir müssen die Vergangenheit loslassen. Kein Ereignis ist als solches schmerzhaft. Es ist immer eine Frage der Sichtweise. Es ist wichtig zu begreifen, dass alles, was in der Welt geschieht, zu jedem Augenblick genau so ist, wie es sein soll. Es gibt keine Fehler. Es gibt keine Zufälle. Der berühmte Arzt und Schriftsteller Deepak Chopra formuliert es folgendermaßen:

»Wenn du wissen willst, was du gestern für Gedanken hattest, schau dir heute deinen Körper an. Wenn du wissen willst, wie dein Körper morgen aussieht, dann schau dir deine Gedanken und Gefühle von heute an.«

Erfreulicherweise haben wir jeden Tag, jede Stunde, jede Minute, ja, jede Sekunde die Wahl, uns für ein neues Leben zu entscheiden. Viele glauben von sich und ihrem Leben, dass sie nicht stark genug sind, um Veränderungen herbeizuführen, die sie freimachen. Stattdessen unternehmen sie unglaubliche Anstrengungen, um sich ihre eigene

Versklavung zu erhalten. Wir müssen akzeptieren, dass unser Leben heute so ist, wie es ist, weil wir in der Vergangenheit die Weichen dafür gestellt haben. Das heißt, wir sind nicht nur dafür verantwortlich, was wir tun, sondern auch für das, was wir *nicht* tun. Übernehmen Sie die volle Verantwortung für Ihr Leben.

Viele haben Angst, Entscheidungen zu treffen, die vermeintlich falsch sein könnten. Man wartet auf bessere Umstände, auf ein Zeichen, was auch immer. Aber es bedeutet nichts anderes, als dass man sich gegen etwas entschieden hat. Wenn ich etwas nicht tue, dann ist das auch eine Entscheidung. Worauf wollen wir warten? Entscheiden Sie. Jetzt!

Aus der Polarität heraus könnten wir folgende Aussagen treffen:

- »Ich bin ein Versager.« Daraus könnte resultieren: »Ich bin erfolgreich.«
- »Ich bin unwichtig.« Daraus könnte resultieren: »Ich bin wichtig.«
- »Mein Leben ist langweilig.« Daraus könnte folgern: »Was begeistert mich in meinem Leben?«

In Bezug auf die Polarität haben wir gelernt, dass wir auch den Gegenpol in uns haben. Sie brauchen keine Angst vor Veränderung zu haben. Wollen Sie bleiben, wer Sie sind, oder wollen Sie sich verändern und in Ihr neues Leben hineinwachsen? Entscheiden Sie sich! Wer möchten Sie sein? Was möchten Sie tun?

Sobald wir anfangen, diese Fragen zu stellen, aktivieren wir unser Frontalhirn. Das ist der Bereich in unserem Gehirn, der »das Sagen hat«. Der Chef. Der Choreograph.

Sobald dieser Anteil aktiv ist, sucht er nach Lösungen. Wenn Sie jetzt nicht wissen, wer oder was Sie sein wollen, so fragen Sie Ihr Herz. Dort ist die Antwort.

Herzintelligenz

Das Herz gilt seit jeher als Symbol für Weisheit, Führung, Gesundheit und Liebe. Das Herz dient nicht nur als Muskelpumpe, die den Organismus mit Blut versorgt, sondern auch als ein Organ, das mit Gefühlen und Emotionen in Zusammenhang gebracht wird.

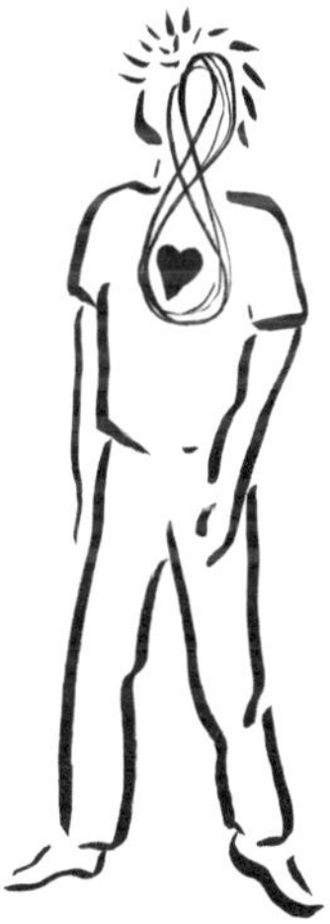

Durch den zunehmenden Stress in unserer westlichen Welt kommt das Herz aus dem Gleichgewicht und wird krank. So belaufen sich z. B. in Amerika die jährlichen Kosten für die Behandlung von Herzerkrankungen (einschließlich Medikation und entstandene Produktionsausfälle) auf über 173 Milliarden Euro![15]

Gelangen wir aber ins Gleichgewicht mit unserem Herzen – dazu zähle ich Eigenliebe, Mitgefühl, Reduktion von Stress, Meditation, gesunde Lebensführung etc., so reagiert unser autonomes Nervensystem entsprechend und sorgt für Zustände von Ganzheit, Verbundenheit und Zufriedenheit. Es besteht eine direkte neuronale Verbindung zwischen unserem Herz und unserem Gehirn. Das Herz selbst verfügt dabei über ein eigenes Nervensystem aus bis zu 40.000 Nervenzellen, das unabhängig vom Gehirn funktioniert. Es wird umgangssprachlich auch als »Herzgehirn« (oder wissenschaftlich als intrinsisches Nervensystem des Herzens) bezeichnet.[16]

Bemerkenswerterweise bestehen mehr Nervenverbindungen zwischen Herz und Hirn als zu allen anderen Körpersystemen.[17]

Der Körper strebt immer Homöostase an, also ein Gleichgewicht zwischen allen Systemen. Um kohärente Emotionen der Homöostase zu spüren, müssen die Nervenverbindungen zwischen Herz und Gehirn ausgewogen sein. Sind wir z. B. entspannt und ruhig, dann schlägt unser Herz geordnet. Im entspannten Zustand sorgt auch das autonome Nervensystem dafür, dass sich unsere Gehirnfunktionen verbessern. Das hat unmittelbare Auswirkungen auf unseren Alltag. Wir sind kreativer, gelassener, treffen bessere Entscheidungen und sind gewahrsamer.

Fallen wir aber aus dem Gleichgewicht und sind z. B. ängstlich, frustriert oder genervt, dann wird unser Herz aus der Balance geraten. Da sich der Körper dann in einem Überlebensmodus befindet, funktionieren wir entsprechend auf eine »primitive« Art und Weise. Wir kämpfen, manipulieren, beschuldigen und schlagen um uns.

Wie Forscher des HeartMath Institute in den 1990er Jahren herausfanden, zeigte sich bei Menschen, die sich mit höheren Emotionen wie Dankbarkeit, Wertschätzung und Freude auf ihr Herz fokussierten, kohärente Muster des Herzrhythmus.[18]
Daraus ergibt sich, dass wir unsere Herzintelligenz nutzen können und sollten. Treffen wir eine Entscheidung höhere Emotionen wie Dankbarkeit, Liebe, Freude oder Mitgefühl zu kultivieren, dann sorgt das für einen kohärenten Herzrhythmus. Über die neuronale Verknüpfung mit unserem Gehirn sorgt dies dann wieder für entsprechende Gedanken. Diese werden wiederum dazu führen, dass wie ein entsprechendes Gefühl im Körper wahrnehmen.
Die Herzintelligenz sollten wir also bewusst für unsere Heilung einsetzen. Oder was meinen Sie?

Gehen Sie in die Stille. Schließen Sie die Augen und gehen Sie mit Ihrer Aufmerksamkeit in Ihr wundervolles Herz. Fragen Sie sich, was Sie in Ihrem Leben jetzt gern täten. Fragen Sie sich, warum Sie es noch nicht getan haben. Fragen Sie sich, was Sie hindert? Dann lassen Sie los und geben es ab an Ihr Gehirn. Dieses wird nach Lösungen suchen. Diese kommen in Form von Gedanken, Eingebungen, Fügungen oder Treffen auf Sie zu. Seien Sie gewiss, eine Antwort wird kommen.

Bleibe ich in der Vergangenheit oder gehe ich in die Zukunft? Wir können nicht gleichzeitig an dem festhalten, was uns (vermeintlich) Sicherheit gibt, und unsere Vision verwirklichen. Wir müssen uns entscheiden.

Zusammengefasst ergibt sich folgendes Vorgehen:

Absicht
Wer oder was möchten Sie sein?
Wie möchten Sie leben?

↓

Herz
Öffnen Sie Ihr Herz und schauen Sie, wo die Liebe wohnt!
Werden Sie zum Schöpfer.

↓

Gehirn
Übergeben Sie Ihre Absicht Ihrem Gehirn!
Es wird nach einer Lösung suchen.

Die Absicht, unsere Intention wird durch den Willen geleitet, durch das Herz kanalisiert und dann zum Gehirn gesendet. Gedanken, die ohne Lenkung des Herzens entstehen, sind getrennt von der Quelle.

Entwickeln Sie eine Vision

»Das Geheimnis der Veränderung ist, dass man sich mit all seiner Energie nicht *darauf konzentriert, das Alte zu bekämpfen, sondern darauf, etwas Neues zu erschaffen.«*

SOKRATES (GRIECHISCHER PHILOSOPH)

Wie wir im vorherigen Kapitel gelernt haben, besteht unsere Aufgabe darin, eine Wahl zu treffen. Uns zu fragen, welche Absicht wir für uns und unser Leben haben. Wenn Sie mögen, dann könnten Sie folgende Übung machen, um sich klar zu machen, was Ihre Träume sind. Sie ist ein einfaches Werkzeug und hat sich in meiner Praxis bewährt. Die Übung wird in drei Blöcke unterteilt:

FÜHLEN

↓

WOLLEN

↓

GEWILLT SEIN

1. Punkt:

- *Fühlen.* Notieren Sie sich auf einem Zettel, wie Sie sich gerade fühlen. Sie wissen schon – die Schattenanteile wie: Ich fühle mich wütend, unzufrieden, genervt etc.

2. Punkt:

- *Wollen.* Notieren Sie auf einem anderen Zettel, wie Sie sich gern fühlen wollen. Es gibt keine Begrenzungen. Die

Begrenzungen legen nur Sie fest. Wollen Sie sich glücklich fühlen, frei, finanziell unabhängig, was auch immer.

3. Punkt:

- *Gewillt sein.* Notieren Sie auf einem dritten Zettel, was Sie gewillt sind, dafür zu tun! Wichtig hierbei ist, dass Sie konkret werden. Zum Beispiel jeden Freitag gehe ich schwimmen. Ich werde innerhalb der nächsten zwei Wochen eine Bewerbung schreiben. Jeden Tag meditiere ich eine Stunde etc.

Die Umstände, in denen Sie sich gerade befinden, sind dabei nebensächlich! Das einzig Wichtige ist die Frage, wer oder was Sie in *Zukunft* sein wollen.

Je klarer Ihre Vision dabei ist, desto besser. So geben Sie Ihrem Körper, Ihrem Gehirn und auch dem Universum eine klare Richtung vor. Denken Sie niemals, Ihr Leben sei gelaufen. Hören Sie nicht mehr auf Ihre alten Geschichten. Lassen Sie diese los. Falls Sie es nicht tun, dann werden Sie Ihre Visionen niemals erreichen.

Und wann, denken Sie, ist der beste Zeitpunkt, damit zu beginnen? Vielleicht zu Neujahr? An Ihrem Geburtstag? Wenn Sie in Rente sind? Wenn die Kinder aus dem Haus sind? Sicher nicht. Der beste Zeitpunkt ist *jetzt*! Jedes Mal, wenn Sie Ihr »Wollen« verschieben, entfernen Sie sich immer weiter von Ihrer Vision. Machen Sie einen Vertrag mit sich und fangen Sie heute damit an. Hören Sie auf, sich irgendwelche Geschichten über sich und Ihr Leben zu erzählen. Legen Sie die Richtung Ihres Lebens fest.

Was passiert, wenn Sie nicht wissen, wohin Sie in Ihrem Leben wollen? Es wäre so, als ob Sie in ein Taxi einsteigen und der Fahrer Sie fragt, wohin Sie fahren wollen und Sie antworten: »Das weiß ich auch nicht!« Im Zweifel wird der Taxifahrer nicht losfahren. Wenn Sie aber das Ziel wissen, z.B. Hamburg, dann wird der Taxifahrer in Richtung Hamburg fahren. Sie mögen in einen Stau kommen, eine Reifenpanne haben... – aber irgendwann kommen Sie an Ihr Ziel.

Wir müssen unser Gehirn auf unsere Ziele »programmieren«. Indem wir immer wieder in das ersehnte Bild gehen, verändern wir unsere Neurophysiologie[19, 20]. Wir konditionieren uns auf unser Ergebnis. Denken und verhalten Sie sich so, als ob Ihre Ziele schon verwirklicht sind.

Wichtig ist nicht nur den mentalen Probelauf immer wieder durchzugehen, sondern ihn auch zu fühlen. Wie würde es sich anfühlen, wenn Sie Ihr Ziel erreicht hätten? Geben Sie Ihrem Gehirn einen Vorgeschmack. Unser Gehirn macht keinen Unterschied zwischen den Dingen, die wir tatsächlich tun und den Dingen, die wir uns nur vorstellen! Neurophysiologisch passiert das Gleiche. Es werden die gleichen neuronalen Schaltkreise »befeuert«.

Die Vision mental vorwegnehmen	+	**Gefühl entstehen lassen**

Je häufiger ich die neuronalen Schaltkreise nutze, desto mehr wird meine Vision in die Wirklichkeit umgesetzt. Stellen Sie sich immer wieder die Frage: »Wie würde die Person aus meiner Zukunft jetzt handeln. Was würde Sie jetzt tun?« Und dann tun Sie es. Das Universum reagiert nicht auf das, was wir gerne hätten, sondern auf das, was wir jetzt sind. Wir verändern damit unsere Resonanz und ziehen andere Umstände und Menschen in unser Leben.

Zentrale Gedanken

Fühlen – wollen – gewillt sein.
Wie fühle ich mich gerade? Wie möchte ich mich fühlen? Was bin ich gewillt dafür zu tun?
Entwickeln Sie eine klare Vision von sich und Ihrem Leben.
Nehmen Sie die Vision mental vorweg und fühlen Sie sie.
Denken und handeln Sie, als die Person aus Ihrer Zukunft.

Erfahrungsberichte

Matthias: ein neues Drehbuch schreiben

Ich möchte über eine Situation in einem sozialen Kontext berichten, in der ich eine einfache, wenn auch nicht leichte Methode angewandt habe. Ich musste an einer beruflichen Fortbildung teilnehmen, die sich an eine längere Zeit des Urlaubs anschloss. In der freien Zeit des Urlaubs öffnete sich der Raum für alle vorher schon existierenden Themen, Emotionen und körperlichen Symptome in besonders intensiver Form. Vieles verschlechterte sich oder brach wieder neu auf. In mir erreichte das Gefühl der Aussichtslosigkeit, der Selbstverurteilung und -verachtung neue Höchststände. All dies trotz jahrelanger therapeutischer Bemühungen. Mit der anstehenden Fortbildung war ich damit konfrontiert, dass ich alte und neue Kollegen treffen musste, dass die beruflichen Anforderungen einer baldigen Wiederaufnahme entgegensahen, kurzum, dass das Leben mit einer Verschlechterung der Symptomatik auf vielen Ebenen weitergehen musste.

In meinem Geist türmten sich unterschiedliche, für mich absolute Feststellungen auf: »Das ist zu viel.« »Das schaffe ich nicht.« »Ich kann mich so nicht sehen lassen.« »Ich muss da irgendwie durch.« »Ich kann das alles nicht akzeptieren.« »Ich kann nichts machen.« »Es ist alles verloren.« In der Summe alles katastrophisierende Kommentare des Geistes, die nicht von Selbstliebe, Klarheit und Wahlfreiheit gekennzeichnet sind. Diese Kommentare haben das Potential, mich in entweder einseitig passive Zustände oder aktionistische Handlungen zu treiben, die wiederum zu neuen leidvollen Zuständen der (Selbst-)Beschämung, des Grolls und der Wut, der körperlichen Schmerzen usw. zu führen.

Dank eines vorhergegangenen Coachings habe ich mich nur auf zwei Fragen zur Bewältigung dieser Situation konzentriert: Wie will ich in diesen Situationen im besten Sinne gerne sein? Und: Wie fühlt es sich an? Ganz zu Beginn empfand ich diese beiden Fragen in einem Augenblick als fast zu simpel. Wie sollte es möglich sein, mit dem Erschaffen einer »Vision«, also eines punktuell neuen Selbstbildes und den damit verbundenen positiven Gefühlen, meinen jetzigen Zustand zu verändern? Es mutete zunächst konstruiert an, wie eine Art Selbstbetrug. In gewissem Sinne scheint es aber genau darum zu gehen. Es war klar, dass zu diesem Zeitpunkt bei mir die Widerstände einsetzten, die alten Dynamiken gedanklich und emotional für einen Moment zu verlassen. Die »Rückstellkräfte« wirkten zuverlässig.

Letztlich war es ein (nur) kleiner Sprung, ein Bild von mir für diese Situation zu imaginieren. Ich konnte als Basis auf vergangene Bilder und Gefühle zurückgreifen, von denen ich annahm, dass sie für immer verloren seien. Zumindest waren sie noch greifbar, was mir vorher nicht bewusst war. Zunächst habe ich mir überlegt, wie kann ich stehen, gehen, welche Körperhaltung und welche innere Haltung kann ich einnehmen; welche Gesichtsausdrücke wären angenehm. Welche Gefühlsqualität hat das für mich? Weiterhin, wie und was könnte ich mit den anderen Teilnehmern kommunizieren, in welcher inneren und äußeren Distanz stehe ich zu den anderen. Wie fühlt sich ein ausgewogenes Verhältnis von Distanz und Nähe für mich an? Was denke ich über mich in dieser Situation bezogen auf die Situation? Wie fühlt es sich an, interessiert, aber entspannt in einer sozialen Situation zu ruhen? Als hilfreich hat sich für mich auch die Hereinnahme von Affirmationen in die Vision von mir selber erwiesen: »Ich kann gesehen werden und ich kann andere sehen.«

Im Ergebnis war die Erlebensqualität der konkreten Situation eine positiv andere als die Befürchtungen vorher. Ich habe mich im sozialen Raum anders erlebt als bei vergleichbaren Situationen der vergangenen Wochen. Es war in der Art, dass das Drehbuch geschrieben war und der Akteur darauf improvisieren konnte.

Die Arbeit mit den beiden Grundfragen nach dem Ziel und den damit verbundenen Gefühlen hat sich für mich als effektiv und vorwärtsgewandter gezeigt als z.B. tiefenpsychologisch orientierte Verfahren.

Oliver: Ich selbst bin der Schlüssel zu meiner Gesundheit und meinem Leben

Im Frühjahr 2002 gab es ein Ereignis, das mich stark depressiv erkranken ließ. Ich habe Monate zu Hause verbracht und im Bett gelegen. Seitdem kämpfe ich mich langsam, aber stetig in das normale Leben zurück. Anfangs mit Medikamenten und Reha-Maßnahmen. Mittlerweile ohne, dafür mit mehr Achtsamkeit auf meinen Körper und meine Gefühle. Mein Arzt Dr. Rudolf gab mir schon sehr früh einen Zettel mit den Worten:

- fühlen
- wollen
- gewillt sein

und fragte mich »Wie fühlst du dich? Wie willst du dich fühlen und was bist du bereit, dafür zu tun?«.

Ich hatte für mich entschieden, dass ich nicht bedauert werden möchte, sondern mich besser fühlen möchte. Am besten ohne Medikamente, damit ich wieder ich selbst bin. Das waren die ersten Schritte meiner neuen Reise zurück ins normale Leben. Als erstes habe ich versucht zu akzeptieren, dass es so ist, wie es ist, und ich jetzt so bin, wie ich bin. Ich habe mich so angenommen, wie ich bin. Ab da habe ich öfters meinen Tag abends Revue passieren lassen und in mich hineingehorcht, wie es mir wirklich geht.

Das war der Anfang für viele Veränderungen in meinem Leben: bewusster Essen, wieder genießen können, mehr

Freizeitaktivitäten wie Wandern, Fahrrad fahren, in die Sauna gehen und gute Freunde treffen. Und ich habe gelernt nein zu sagen. Ich muss nicht alles, immer und für jeden machen. Weder bei den Bekannten, noch im Verein oder bei der Arbeit. Wobei es bei der Arbeit für mich am schwersten ist, nicht in alte Gewohnheiten zurückzufallen. Da ist es schon wichtig, abends zu schauen, was gut gelaufen ist und was noch besser geht.

Mein Umgang mit mir selbst ist liebevoller und auch bewusster geworden. – Ob das immer klappt? Natürlich nicht. Alte Gewohnheiten verlassen und nicht wieder mit ins Hamsterrad zu springen, gelingt mir auch nicht immer. Und es gibt Zeiten, in denen ich dann Abstand zu meiner Arbeit brauche, damit ich mich wieder auf mich selbst und meinen Weg besinnen kann. Und diese Zeit nehme ich mir!

Jedoch werden die Tage, an denen es mir wirklich schlecht geht, weniger, und die guten mehr. Es lohnt sich, am Ball zu bleiben, auch wenn es zum Teil anstrengend ist. Mir ist bewusst geworden, das es von allein und vom Auf-dem-Sofa-Sitzen nicht besser wird, sondern ich selber der Schlüssel zu meiner Gesundheit und meinem Leben bin. Das Drumherum kann ich nicht ändern. Aber wie ich damit umgehe und wie ich darüber denke, schon. Wichtig war für mich der Punkt, dass ich gewillt war, anders zu denken und neue Pfade zu gehen. Denn da, wo ich 2002 herkomme, möchte ich nicht wieder hin. Seitdem versuche ich den Weg zu gehen, der mir guttut und nicht allen anderen um mich herum.

Wie Sie Ihre Vision verwirklichen können

»Eine Vision ist eine vorweggenommene Zukunft.«
ULRICH H. ROSE (DEFINITION BEWUSSTSEIN)

Wenn wir unsere Vision klar im Blick haben, dann können wir nicht mehr so weitermachen wie bisher. Wir müssen unsere Vergangenheit hinter uns lassen und immer mehr in unsere selbstbestimmte Zukunft gehen.

Falls etwas schlecht läuft, dann suchen wir oft nach anderen Umständen oder Personen, die wir für unsere negativen Resultate verantwortlich machen können. Schuldig kann dabei jeder sein. Die Erziehung der Eltern, die Wirtschaftslage, die Gesundheit, der Partner, der Beruf etc. Wie wir im Laufe des Buches bereits gelernt haben, kommen wir so nicht weiter. Wir übernehmen also zu 100 % die Verantwortung für uns.

Um unsere Vision zu verwirklichen, ist es unumgänglich, dass wir unsere Wünsche und Handlungen in Einklang bringen. Das mag banal klingen – ist es aber nicht. Nehmen wir an, jemand möchte Gewicht reduzieren. Doch er sitzt auf der Couch, die Schokolade in der einen Hand, die Fernbedienung des Fernsehers in der anderen Hand und er sagt zu sich selbst: »Heute ist kein guter Tag mit der Veränderung anzufangen. Ich werde morgen mit meinem Fitnessprogramm starten!« Wir mögen darüber lachen – doch wir kennen alle diese Anteile von uns.

Epigenetik – »Achten Sie auf Ihre Umwelt!«

Das Human-Genom-Projekt startete in den späten 1980er Jahren mit dem Ziel alle menschlichen Gene zu katalogisieren. Damals nahm man an, dass für jedes der über 100.000 Proteine im Körper ein Gen erforderlich sei. Zusätzlich erwartete man noch ca. 20.000 übergeordnete, regulierende Gene. Somit hätten die Wissenschaftler in unseren 23 Chromosomenpaaren mindestens 120.000 Gene finden müssen. Man fand jedoch nur ungefähr 25.000 Gene![21][22] Damit war der genetische Determinismus tot! Das Konzept »Ein-Gen – ein-Protein« wurde widerlegt. Der Nobelpreis-

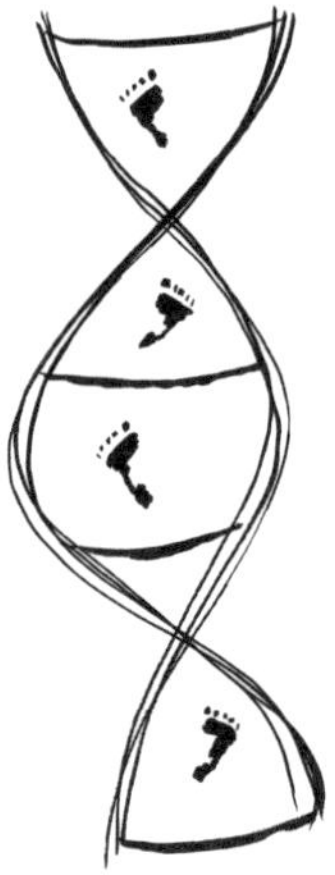

träger David Baltimore, als ein angesehener Genetiker, erklärte dazu: »Falls im menschlichen Genom nicht noch viele Gene vorhanden sind, die unsere Computer nicht erkennen können, müssen wir zugeben, dass wir unsere in Vergleich zu Würmern und Pflanzen zweifellos größere Komplexität nicht durch ein Mehr an Genen gewonnen haben.«[23]

So hat der primitive Fadenwurm nur 1500 Gene weniger als der menschliche Körper.[24]

Und wie geht es jetzt weiter? Hier kommt die Epigenetik ins Spiel. Dieser relativ junge Wissenschaftszweig verändert unser Verständnis davon, wie das Leben gesteuert wird.[25]

Die DNS in unseren Genen ist zum Zeitpunkt unserer Geburt noch nicht vollständig festgelegt. Umwelteinflüsse wie Ernährung, Stress und Emotionen, können unsere Gene verändern, ohne die grundlegende Zusammensetzung in Frage zu stellen. Die Epigenetik (= »jenseits der Gene«) gilt somit als Bindeglied zwischen Umwelteinflüssen und Genen. Sie bestimmt mit, unter welchen Umständen welches Gen »angeschaltet« und wann es wieder »abgeschaltet« wird. Experten sprechen hier von Genregulation. Per Epigenetik gelingt es dem Zellkern unter dem Einfluss äußerer Faktoren zu regulieren, wann und in welchem Ausmaß welche Gene ein- und ausgeschaltet werden. So wirken sich die Ernährung, psychische Traumata – also die »Umwelt« – auf die Genregulation aus.

Es konnte in einer Studie von Walterland und Jirtle gezeigt werden, dass Umwelteinflüsse sogar genetische Mutationen bei Mäusen überwinden können. So zeigten die Mäuse, die Nahrungszusätze erhielten, ein anderes Aussehen, als die Kontrollgruppe, die genetisch identisch waren. [26]

Es ließen sich in Untersuchungen epigenetische Veränderungen bei einer Vielzahl von Krankheiten nachweisen. Erste Medikamente, die am Epigenom der Krebszelle angreifen, werden seit einigen Jahren bei manchen Blutkrebsarten eingesetzt. [27]

Tatsächlich lassen sich nur 5 % der Krebs- und Herzerkrankungen auf erbliche Anlagen zurückführen.[28] [29]

In welchem »Milieu« befinden sich Ihre Zellen? Was essen Sie? Was fühlen Sie? In was für einer Umwelt leben Sie? Denken Sie an die Macht der Epigenetik!

Es kostet Kraft, sofort anzufangen. Wir müssen uns gegen unsere Konditionierungen stemmen. Was meinen Sie denn, was der Körper des Übergewichtigen dazu »sagt«, dass er keine Schokolade mehr bekommt? Das Gehirn wurde dermaßen auf den Zucker konditioniert, dass es »weiß«, wann der Stoff kommt. Und er gibt nicht eher Ruhe, bis er die Schokolade erhält. Dadurch wird der Körper zum Geist. Wir müssen unseren Körper meistern und über unsere Konditionierungen hinausgehen.

Natürlich wird die Person aus o.g. Beispiel am Anfang vielleicht nur zwei Liegestütze schaffen. Es ist aber besser unvollkommen zu starten, als perfekt zu zögern. Wir werden nie perfekt sein. Müssen wir auch nicht. Fehler sind normal. Nur aus den Fehlern lernen wir. Nur wer nichts macht, macht keine Fehler. Sie können Ihre Vision immer weiter »verfeinern«. Aber fangen Sie an! *Jetzt!*

Ich hatte seit Jahren vor, dieses Buch zu schreiben. Immer wieder habe ich es hinausgeschoben. Im Rahmen meiner Arbeit an mir, kam ich mir irgendwann auch hier auf die Schliche. Ich habe mein Arbeitszimmer zu Hause sofort eingerichtet, mir einen neuen Computer zugelegt und habe angefangen. Und es hat sich gut angefühlt! Das wird der Lohn sein, wenn Sie starten. Sie werden sich besser fühlen. Versprochen.

Wenn die Person aus unserem Beispiel ihre Ernährung ändert, das Fitnessprogramm ausbaut, ihren Geist schult.

Was für Ergebnisse wird sie wohl nach einem Monat, nach einem Jahr erzielen? Und wie wird sie sich wohl fühlen?

Stellen Sie sich vor, ich sitze jetzt vor Ihnen. Ich schaue Sie und Ihr Leben an. Was werden Sie jetzt tun? Na los. Ich ermutige Sie, nehmen Sie Ihr Leben in die Hand. Und starten Sie! *Jetzt!*

Zentrale Gedanken

Ich übernehme zu 100 % die Verantwortung für meine Vision.
Ich bringe meine Handlungen in Einklang mit meiner Vision.
Der Körper wird weiter auf dem erlernten »Programm« laufen wollen.
Ich muss daher größer werden als mein Körper und meine Umwelt.

Einige Worte zum Thema Stress

»Das Ärgerliche am Ärger ist, dass man sich schadet, ohne anderen zu nutzen.«
KURT TUCHOLSKY (DT. SCHRIFTSTELLER)

Wir leben in einer sich verändernden Gesellschaft. Die, die Arbeit haben, müssen immer mehr in immer kürzerer Zeit erledigen. Die, die keine Arbeit haben, haben den Stress der finanziellen Mangelsituation und der sozialen Ausgegrenztheit.

So wollen wir uns im Rahmen des Gesamtkonzeptes über Stress unterhalten. Auf die eine oder andere Art hat jeder Stress.

Ein Blick auf unser autonomes Nervensystem

Vom Tiger verfolgt oder entspannt in der Hängematte? Unser Körper strebt ein inneres Gleichgewicht an. Dieser Zustand der Ausgeglichenheit wird Homöostase genannt. Verantwortlich dafür ist unser autonomes Nervensystem.

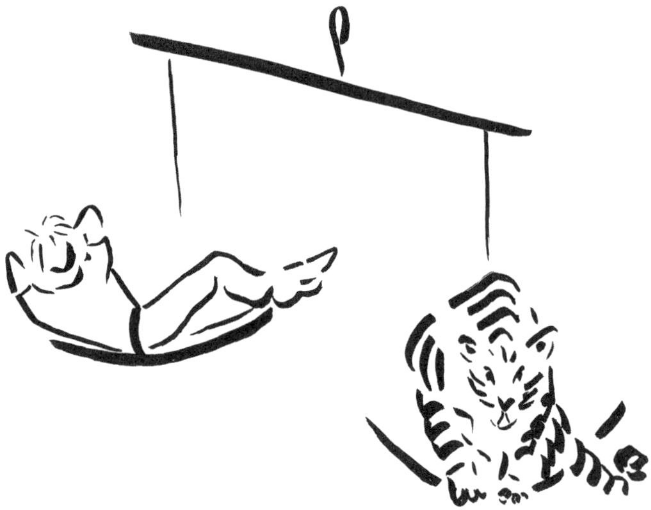

Dieses reguliert selbstständig (»autonom«) die innerkörperlichen Vorgänge. Unterteilt wird unser autonomes Nervensystem in drei Anteile:

- das sympathische Nervensystem
- das parasympathische Nervensystem und
- das enterische Nervensystem (Nervensystem des Magen-Darm-Traktes)

Droht eine Gefahr im Außen, wie z. B. der oben genannte Tiger, so reagiert der sympathische Anteil u. a. mit einer stärkeren Atmung, einer beschleunigten Herzfrequenz, erweiterten Pupillen und einer verbesserten Durchblutung der Muskulatur. Zucker zur Energiebereitstellung (Glykolyse) wird aktiviert. Dadurch gelangen wir schnell in einen Zustand, in dem wir bereit sind, zu kämpfen, zu fliehen oder gespannt zu verharren – die sogenannte »Kampf- oder Flucht-Reaktion«. Der parasympathische Anteil des Nervensystems ist während solch einer Reaktion sinnvollerweise herunterreguliert.

Um eine Analogie zum Auto zu verwenden, könnte man den Sympathikus mit dem Gaspedal vergleichen. Sobald die Gefahr vorbei ist, wird der sogenannte parasympathische Anteil, in unserer Analogie die Bremse, aktiviert. Er übernimmt genau die gegenteiligen Aufgaben. Er spart Energie, entspannt den Körper, dient der Erholung und Regeneration. Unter diesem Einfluss finden notwendige Reparaturmechanismen im Körper statt.

Beide Anteile des autonomen Nervensystems sorgen für eine beständige Kommunikation zwischen Gehirn und Herz. Ziel ist es, den Körper in Homöostase zu halten.

Nun ist es in der heutigen Zeit so, dass kein Säbelzahntiger hinter einem herläuft. Dem Säbelzahntiger von damals entspricht heute die ungeliebte Schwiegermutter, der nörgelnde Chef, der unzufriedene Ehepartner oder der mobbende Arbeitskollege. Die Schwierigkeit besteht nun darin, dass wir weder kämpfen noch fliehen können. Wir verharren somit im Stress des Sympathikus und geraten aus der Balance. Kurzfristig kann der Organismus mit einem erhöhten Stresslevel umgehen. Hält die Reaktion aber länger an, so wird der Körper krank.

Am besten funktioniert unser parasympathisches Nervensystem, wenn wir uns sicher und geborgen fühlen (»entspannen in der Hängematte«). Halten wir aber an Emotionen wie Wut, Zorn, Groll oder Hass fest, so gelangen wir immer mehr in einen inkohärenten Zustand, was zu einer Instabilität zwischen Herz und Hirn führt (siehe Kasten Herzintelligenz). Die Folgen sind Herzerkrankungen wie Herzinfarkt, Herzrhythmusstörungen oder Herzstillstand.[30] So kann es lebensverlängernd sein, sich mit Emotionen wie Liebe, Freude, Mitgefühl und Heiterkeit zu verbinden, um so über unseren Parasympathikus wieder Gleichgewicht im Körper und Kohärenz zwischen Herz und Gehirn zu erhalten.

Es gibt einige spannende wissenschaftliche Daten, die Ihr Weltbild über Stress geraderücken können. Das könnte eventuell sogar lebensrettend sein! Denn eine oft gehört Aussage über Stress stimmt offenbar gar nicht. Nämlich die, er mache krank.

In einer Studie von Kelb, Litzelman und Wisk von der Universität von Wisconsin untersuchten die Wissenschaftler die Auswirkungen von Stress.[31] Sie stellten die Frage, wie viel Stress die Probanden im letzten Jahr hatten (moderat, mittel, viel). Weiterhin fragten sie, was die Teilnehmer glaubten, ob der Stress ihnen schaden würde. Nach acht

Jahren Beobachtungszeit kam heraus, dass die Teilnehmer mit dem höchsten Stresslevel ein um 43 % erhöhtes relatives Risiko hatten zu sterben. Und jetzt wird es spannend: Das galt aber nur für die Personen, die *glaubten*, Stress sei schädlich für ihre Gesundheit! Die Personen mit einem hohen Stresslevel, die *nicht glaubten*, dass dieser sich schädlich auswirken würde, hatten *kein erhöhtes Risiko*. Diese Gruppe hatte das niedrigste Risiko in der Studie, zu sterben, eingeschlossen der Mensch, die tatsächlich wenig Stress hatten.

- Das heißt, die Teilnehmer sind nicht am Stress gestorben, sondern allein am Glauben, dass Stress schlecht für sie sei.
- In dem Moment, in dem Sie anders über Ihren Stresslevel denken, werden Sie gesünder.

Eine, wie ich finde, sehr beeindruckende Studie, die starke Konsequenzen nach sich ziehen könnte.

Ihre Gedanken haben eine Auswirkung auf Ihren Körper.

Wie Meditation das Gehirn verändert

Lange Zeit dachten Forscher, dass die Gehirnstrukturen eines Erwachsenen festgelegt seien. Lediglich Alterungsprozesse wurden festgestellt. Erst im Verlauf der letzten 15 Jahre stellten die Neurowissenschaftler fest, dass das Gehirn auf Erfahrungen reagiert: Das, worauf Sie Ihren Fo-

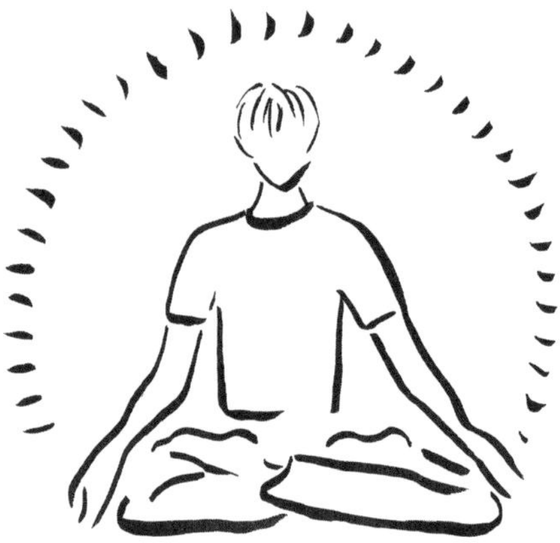

kus richten, wird verstärkt und funktioniert immer besser. Lernen Sie täglich spanisch, dann werden Sie besser in der spanischen Sprache. Üben Sie täglich am Klavier – dann werden Sie immer besser Klavier spielen.

Die graue Gehirnsubstanz, die das entsprechend beanspruchte Areal repräsentiert (hier z. B. motorische Fertigkeiten der Hände oder der sprachliche Cortex), wird »dichter«, das heißt, es erhält mehr Substanz. So zeigte sich in einer Studie von Takeuchi, dass Erwachsene, die täglich 25 Minuten ein Memory-Spiel spielten, eine deutlich verbesserte Verbindung zwischen den Hirnbereichen für Aufmerksamkeit und Gedächtnis entwickelten.[32]

Das Gehirn verhält sich ähnlich wie ein Muskel. Trainiere ich Muskel oder Gehirn, dann baue ich Muskelmasse auf bzw. verbessere die entsprechenden neuronalen Schaltkreise. Es gibt auch viele spannende Studiendaten über Meditation und die Auswirkungen auf unser Gehirn.

So konnte gezeigt werden, dass Menschen, die täglich meditieren, nicht nur besser meditieren konnten, sondern

ebenfalls Verbesserungen in Bezug auf Aufmerksamkeit, Stressbewältigung, Impulskontrolle und Ich-Bewusstsein aufwiesen.[33] [34]
So zeigte sich in einer anderen Studie eine Zunahme der grauen Hirnsubstanz im präfrontalen Cortex sowie in Gehirnregionen, die das Ich-Bewusstsein stützen.[35]
Nun ist es aber nicht erforderlich, jahrelang einsam im Himalaya in einer Höhle zu meditieren, um diese Effekte zu erzielen. Im Rahmen eines Forschungsprojekts brachte man Menschen ohne Meditationserfahrung eine einfache Meditationstechnik bei. Bereits drei Stunden (!) Meditationspraxis führten zu einer Verbesserung von Aufmerksamkeit und Selbstregulation. Nach 11 Stunden Meditationspraxis waren diese Veränderungen auch im Gehirn sichtbar![36]
In nahezu allen Studien zeigte sich subjektiv bei den Probanden eine Steigerung des Selbstwertgefühls und des Einfühlungsvermögen in andere Menschen. Die Probanden empfanden auch mehr Gelassenheit und fühlten sich entspannter. Somit besteht eine eindeutige Korrelation zwischen den im Gehirn ablaufenden Veränderungen und den subjektiv vom Einzelnen empfundenen Wahrnehmungen.[37]

In einer anderen Studie untersuchten Wissenschaftler der Universität von Buffalo 2013 den Zusammenhang zwischen Stress und sozialer Interaktion.[38] Dazu muss man zunächst wissen, dass wir, sobald wir Stress haben, Hormone wie Adrenalin und Cortisol ausschütten. Eines der Anti-Stresshormone ist Oxytocin. Es hat verschiedene

Funktionen im menschlichen Organismus. Eine Funktion ist der Schutz des kardiovaskulären Systems vor den Effekten von Stress. Oxytocin hilft dabei, dass die Gefäße relaxiert bleiben (was von gesundheitlichem Vorteil ist). Das Herz hat sogenannte Rezeptoren (»Kontaktstellen«) für dieses Hormon. Oxytocin hilft damit den Herzzellen, sich zu regenerieren. Dieses Anti-Stresshormon stärkt somit unser Herz. Es sorgt weiterhin für eine Senkung des Blutdrucks und des Cortisolspiegels und kann für eine verbesserte Wundheilung sorgen. Es wird mit Zuständen von Liebe, Vertrauen und Ruhe in Zusammenhang gebracht. In der Laienpresse wird es daher auch als »Kuschelhormon« bezeichnet.[39]

In der Studie wurde zunächst untersucht, wie viel Stress jemand im letzten Jahr hatte. Weiterhin fragte man die Teilnehmer, wie viel Zeit sie im letzten Jahr darauf verwandt hatten, anderen zu helfen (Nachbarn, Freunden, Familienangehörigen etc.). Dann hat man ermittelt, wer innerhalb der nächsten fünf Jahre verstorben ist. Wie nicht anders zu erwarten, starben in der Gruppe mit hohen Stress 30 %. Die Teilnehmer, die Zeit für andere verwandt hatten, zeigten dahingehend aber *keine* Mortalitätssteigerung! Sich um andere zu kümmern, erhöht somit die Widerstandskraft.

Ihre sozialen Interaktionen, die Fürsorge und das Mitgefühl mit anderen haben einen gesundheitsfördernden Effekt auf Ihren Körper.

Zentrale Gedanken

Stress an sich ist nicht schädlich.
Dass, was Sie über den Stress glauben, hat eine Auswirkung auf Ihre Gesundheit.
Wenn Sie glauben, dass Stress für Sie schädlich ist, so ist er es auch.
Ihre Gedanken haben eine Auswirkung auf Ihren Körper.
Soziale Kontakte und Unterstützungen von anderen haben einen gesundheitsfördernden Effekt.

Meditation: Zugang zu unserem wahren Selbst

»Du solltest jeden Tag 20 Minuten meditieren. Außer wenn du zu beschäftigst bist. Dann solltest du eine Stunde meditieren.«

ALTES ZEN-SPRICHWORT

Ich persönlich halte die Meditation für eine wundervolle Möglichkeit, die Schattenanteile kennenzulernen und zu integrieren. Die Meditation dient als Mittler, das zu bekommen, was wir uns ersehnen. Wir bekommen Zugang zu unserem wahren Selbst. Wir erleben die Welt im Außen als Spiegel. Daher die Frage: »Wer sind wir wirklich?« Hierfür müssen wir über eine Brücke zu uns zurückgehen → über die Meditation. Wir müssen aufmerksam werden und Achtsamkeit praktizieren. Die Meditation hilft uns einen Zugang zu unseren unterbewussten Anteilen zu schaffen.

Die tibetische Bedeutung des Wortes Meditation heißt, *sich mit sich selbst vertraut machen*. Oder, wie es das Sanskrit-Wort Meditation meint, *das Selbst kultivieren*. Jeder Mensch kann meditieren. Wenn wir zur Ruhe kommen, können wir unser Leben viel mitfühlender und wachsamer leben. Meditieren bedeutet, diese innere Fähigkeit zu fördern.

Meditation hilft uns, achtsamer und bewusster für unseren Körper, unseren Geist und unser Herz zu werden. Es hilft, Kohärenz – also einen Zustand höherer Ordnung – zwischen Herz und Hirn herzustellen. Dabei ist es unwichtig, welche Art von Meditation Sie auswählen. Es gibt Geh-, Steh-, Sitzmeditation. Auch im Liegen kann man meditieren. Ich rate Ihnen, eine Position zu wählen, die für Sie komfortabel ist. Warum komfortabel? Wenn Sie sich unwohl fühlen, werden Sie nicht weiter meditieren! Aber gerade die fortgesetzte Meditation ist der Schlüssel zum Erfolg.

Wenn wir uns für eine Art der Meditation entschieden haben, sollten wir dabeibleiben und regelmäßig praktizieren. Es ist eine Fertigkeit, die man erlernen kann, ähnlich wie das Erlernen eines Instrumentes oder einer Sprache. Je häufiger man etwas dafür tut, desto besser wird man und erzielt immer bessere Ergebnisse. Hierfür benötigen wir Geduld, Ausdauer und regelmäßiges Üben. Suchen Sie sich also die Art von Meditation aus, die Ihnen zusagt, und praktizieren Sie sie!

Durch das regelmäßige Praktizieren, werden wir erfolgreicher, um unsere Ziele zu manifestieren. Meditation verbessert die Konzentrationsfähigkeit, erhöht die emotionale Resilienz, schult unsere Intuition und sorgt für einen besseren Umgang mit Stress. In Studien zeigten sich positive Auswirkungen auf die Genaktivität.[40] Vitalparameter wie Herzfrequenz und Blutdruck verbesserten sich ebenfalls.

Die Auswirkungen regelmäßig praktizierter Meditation werden sich im Verlauf im »Außen« zeigen. Halten Sie Ausschau nach positiven Veränderungen, sei es in äußeren Lebensumständen oder in Ihrer inneren Gefühlswelt. Sie werden feststellen, dass Sie sich besser konzentrieren können. Sie werden sich entspannter fühlen und benötigen weniger Zeit, um sich zu regenerieren.

Lassen Sie alle Erwartungen los, *wann* sich etwas verändert. Bleiben Sie gelassen. Es gibt keine guten oder schlechten Meditationen. Durch die regelmäßige Ausübung werden sich zwangsläufig Veränderungen einstellen. Die Energie folgt hierbei Ihrer Aufmerksamkeit. Sie werden feststellen, dass Sie mehr Mitgefühl und Geduld für sich und andere entwickeln werden. Weiterhin schult es die Achtsamkeit und hilft uns lebendiger und adäquater auf alles zu reagieren, was uns im Außen begegnet.

Meditation ist der Schlüssel, um zu uns selbst zu gelangen. Hierdurch können wir *alle* unsere Anteile kennenlernen und voller Anteilnahme und Liebenswürdigkeit betrachten und herausfinden, wie wir wachsam und frei werden.

Wir lernen die Glaubenssätze über uns kennen. Die Meditation hilft uns, neue Möglichkeiten zu entdecken und die Fähigkeit zu entwickeln, uns in unserer Ganzheit liebevoll anzunehmen. Meditation hilft, die Wirklichkeit im gegenwärtigen Moment zu erkennen, wie sie ist – und nicht wie wir sie uns wünschen.

Buddhisten nennen das, wozu man »erwacht«, das »Dharma«. Dharma bezieht sich auf die universelle Wahrheit: »Die Gesetze des Universums«.

Die Wahrheit der Polarität und der Einheit existiert jetzt. Im gegenwärtigen Moment. Wir lösen uns von unseren Geschichten, Fantasien und Vorstellungen. Das kann zunächst Unsicherheit auslösen, da wir erkennen werden, dass »die Welt« sich ständig verändert. Alles ist einem ständigen Wandel unterworfen. Wir können über die Meditation lernen, mit den Veränderungen zu fließen und uns in der Ungewissheit zu entspannen. Wir lernen, loszulassen und den Wandel geschehen zu lassen, um in unserer Mitte zu bleiben.

Wir erkennen die polare Welt an!

Loslassen bedeutet hier aber nicht, gleichgültig zu werden. Es bedeutet vielmehr, dass wir an der Integration der beiden Pole arbeiten und uns in kluger und in einer den Umständen angepassten Art und Weise, um die Dinge kümmern. Anstatt uns vor schmerzhaften Erfahrungen zu ängstigen und vor ihnen wegzulaufen oder nur nach angenehmen Erfahrungen zu streben, in der Hoffnung, sie mögen andauern, werden wir schließlich erkennen, dass wir und unser Herz die Fähigkeit haben, für *alles* gegenwärtig zu sein.

Damit können wir heiler, freier und vollständiger werden. Wir werden erkennen, dass alles früher oder später verschwindet (oder besser: integriert ist) und wir zwischen den polaren Umständen in Gelassenheit bleiben können. Wir meditieren also, um zur Erkenntnis der Lebensgesetze zu kommen.

Wir lernen, dass wir uns nicht vor dem, was schmerzhaft ist, zu fürchten brauchen und dass wir uns nicht an das zu klammern brauchen, was angenehm ist. In der Meditation lernen und entdecken wir eine natürliche, offenherzige und nicht bewertende Bewusstheit für unseren Körper und unsere Gefühle. Wir werden lernen, zu allem, was ist, – hell und dunkel – mitfühlend, gütig und weise eine Beziehung herzustellen, um unserem Ziel – der Einheit – näher zu rücken.

Zentrale Gedanken

Meditation ist eine wundervolle Möglichkeit,
mit sich selbst in Kontakt zu kommen.
Sie schult unsere Achtsamkeit und sorgt auf
physiologischer Ebene für Verbesserungen.
Sie ermöglicht uns einen Zugang zu unseren
unbewussten Anteilen.
Wir lernen alle polaren Anteile von uns kennen
und können diese integrieren.

Erfahrungsberichte

Ruth: Aussöhnung mit meiner Vergangenheit und meinen dunklen Seiten

Als ich mich vor einigen Jahren physisch wie auch psychisch auf einem absoluten Tiefpunkt befand, führte mich das Leben zu Dr. Ingo Rudolf. Oft genug hatte mein Körper aufgeschrien (zwei neue Hüftgelenke, einige Bandscheibenvorfälle, ständige Kopfschmerzen etc.), meine Beziehung zu meinem Lebenspartner war am Ende und auch in meinem Beruf fühlte ich mich schon lange fehl am Platz. Mir war klar, dass ich mich und mein Leben zu einem neuen Bewusstsein lenken musste.

Ich war dankbar, in Dr. Rudolf einen guten Lehrer und Begleiter zu finden. Und ich weiß, dass ich ohne seine Hilfe noch lange nicht dort wäre, wo ich jetzt stehe: zufrieden, auf Wegen, die mich erfüllen, und in einer neuen spannenden und wunderbaren Beziehung. Durch regelmäßige Meditationen, in denen ich meine wunderbarste Version meines Lebens visualisierte, begann ich mehr und mehr Eigenverantwortung für mein Leben zu übernehmen und meine Schöpferkraft zu erkennen. Mir wurde immer bewusster, wie sehr mein Leben durch mein Unterbewusstsein regiert worden war. Meine Aussöhnung mit meiner Vergangenheit und meinen dunklen Seiten vollzog sich mit intensiver Schattenarbeit, die Dr. Rudolf anleitete. Ich bin unsagbar dankbar für mein neues Leben, das so vor vielen Jahren für mich noch unvorstellbar war.

Beate: Meditation als heilsamer Weg, um durch die Krisen zu kommen

Ich arbeitete als Assistentin für den Direktor einer Hochschule. Die Arbeit machte mir Freude, wenngleich ich immer unter extremer Anspannung stand, den Anforderungen nicht mehr ausreichend gerecht werden zu können. Durch einen Leitungswechsel wurden mir weitere Aufgaben angeordnet. Sofort verstärkten sich meine Ängste, das Arbeitspensum und die für mich an Überforderung grenzenden Aufgaben nicht mehr bewältigen zu können. Ich litt verstärkt unter körperlichen Symptomen, war gehetzt vom Zeitmangel und nahm mittlerweile Aufgaben zur Erledigung mit nach Hause. Ohnmachtsgefühle, Schwindelanfälle, Herzrasen und weitere körperliche Symptome stellten sich ein. Ich war unfähig, dort weiterzuarbeiten. Selbst der Alltag entwickelte sich seither für mich als immer schwieriger zu bewältigen. Ich überforderte mich weiterhin nach alten Mustern mit Aufgaben, um nicht zur Ruhe kommen zu müssen. Schlafstörungen und Unruhezustände stellten sich ein. Ich traute mir nichts mehr zu, hatte Angst, etwas Neues zu beginnen.

Ich war aufgewachsen mit einem schwierigen Familienhintergrund, der von Streit und Gewalt zwischen den Eltern geprägt war. Diese Situation setzte sich fort durch den Medikamenten- und Alkoholmissbrauch der Geschwister, um die ich mich verantwortungsvoll bis weit in das Erwachsenenleben emotional kümmerte. Vor diesem Hintergrund konnte ich keine Abgrenzungs- und Selbstfürsorgestrategien entwickeln und keine eigenen Wünsche und Grenzen wahrnehmen. Deshalb gelang es mir auch nicht, mich am Arbeitsplatz zu schützen und ich entwickelte durch die anhaltende Überforderungssituation eine depressive Erschöpfungssymptomatik.

Während dieser Phase öffnete ich mich für die von Dr. Rudolf praktizierten meditativen Übungen und nahm an diversen Seminaren teil. In der Stille wurde ich mit meinen Gefühlen konfrontiert, sodass es anfangs äußerst schwierig war, mich auf die Meditation einzulassen und sie auszuhalten. Häufig stellten sich Engegefühle ein und ich hatte das Bedürfnis, den Raum zu verlassen. Indem ich mich immer wieder auf die Übungen eingelassen habe und durch die aufbauende Wirkung der meditativen Übungen sowohl in theoretischer Form wie auch in der praktischen Umsetzung, konnte ich allmählich einen Zugang zur Meditation finden und zur Ruhe kommen. Ich konnte nach und nach meinen Körper wahrnehmen und eigene Bedürfnisse erspüren, mich sogar mit meinen Ängsten auseinandersetzen und neue Wege gehen und auch Verantwortung dafür übernehmen.

Nach drei Arbeitsversuchen, in denen ich in ähnliche Situationen geraten war, konnte ich mich mehr und mehr ohne ein schlechtes Gewissen zu haben oder es als Versagen zu werten, bereits nach kurzer Zeit aus dem »Gefangensein« befreien und mir erlauben, auf meinen Körper zu hören und die Arbeitsverhältnisse zum Ende der Probezeit zu beenden. In weiteren Heilseminaren gelang es mir, aus alten Denkmustern herauszutreten, hinzuspüren und Vorstellungen zu entwickeln, wie ich jetzt und zukünftig leben möchte. Ich vertraue darauf, dass das Richtige für mich kommen wird. Dabei fühle ich mich freier und eine innerliche Ausgeglichenheit und Zufriedenheit stellen sich ein.

So nutze ich auch heute immer wieder die erlernten Instrumente aus den Meditationsseminaren. Zum Beispiel greife ich bei Schlafstörungen und Unruhezuständen gerne auf die Energiezentren zurück, die mir eine innere Ruhe ermöglichen. Inzwischen haben sich verschiedene berufliche Türen geöffnet, die mir ein zufriedeneres Leben ermöglichen. Ich orientiere mich und erlaube mir heute, nicht mehr hohe Erwartungen erfüllen zu müssen und eigene Wünsche und Bedürfnisse wahrzunehmen. Die Seminare von Dr. Rudolf verschaffen mir dabei einen Zugang zu meinen Gefühlen. Die Auseinandersetzung mit mir selbst war kein leichter Prozess. Aber dieser Erfahrungsbericht hat mir die Möglichkeit gegeben, meine Krankheitsgeschichte noch einmal in Gänze zu reflektieren und mir die heilsamen Wege durch die Meditation als meinen Weg durch die Krisen gezeigt.

Jennifer: Ich lernte zu verzeihen, was mir vieles erleichtert hat

Mit 17 Jahren floh ich, auch dank meiner Schwester, vor den Übergriffen meines Vaters. Im Alter von 19 Jahren bekam ich mein erstes Kind und heiratete. Obwohl ich mir bis heute keinen besseren Vater für mein Kind vorstellen kann, endete die Ehe nach drei Jahren aus zwischenmenschlichen Gründen. Bedingt durch den raschen Ablauf der vielen Ereignisse hatte ich nie Zeit, die negativen Erlebnisse wirklich verarbeiten zu können, denn ich war jung und musste plötzlich erwachsen und verantwortungsbewusst sein.

Mit 22 Jahren folgte ein Tumor in der Brust (Fibroadenom), der operativ entfernt werden musste. Hinzu kamen

Durchblutungsstörungen, ein Lipödem, Bulimie und eine phasenweise stark ausgeprägte Schuppenflechte. Überfordert mit dem Erlebten und der Verantwortung nahmen Suizidgedanken Formen an, ein Versuch der vielen verschriebenen Medikamente scheiterte.

Im Laufe der Zeit heiratete ich erneut und liebte diesen Mann sehr. Leider war mein zweiter Ehemann weniger empathisch, kein Familienmensch und weniger an meinen, als an seinen Bedürfnissen interessiert. Statt die Konsequenzen aus der Situation zu ziehen, verlor ich mich im Perfektionismus und wollte dem engsten Kreis der Familie nur alles recht machen.

So folgte die zweite Schwangerschaft, während dieser Zeit bekam ich die Diagnose Multiple Sklerose. In der ganzen Zeit versuchte ich zwischen Arztbesuchen, Medikamenten, schmerzenden Wunden und den unerträglichen psychologischen Auswirkungen, ein normales Familienleben aufrechtzuhalten und bemühte mich verzweifelt, geliebt zu werden. Leider nahmen die Schübe der MS weiter zu und als weder Medikamente, Gesprächstherapien noch sonstige Methoden halfen, Gesundheit und Ehe zu verbessern, entschied ich mich 2017 endgültig nach 11 Jahren Beziehung für die Trennung.

Ich möchte anmerken, dass auch während dieser Zeit manche Menschen mein Leben positiv beeinflusst und mir mehr Selbstbewusstsein gegeben haben. Jedoch folgte erst mit der zweiten Trennung die Möglichkeit, mich mit dem Erlebten, mit mir selbst und auch meiner Zukunft auseinanderzusetzen. Zwar war ich auf dem Weg der Besserung, jedoch folgten immer wieder auch psychische Rückschläge.

Anfang 2017 besuchte ich das Heilseminar von Dr. Rudolf. Bei ihm lernte ich etwas Entscheidendes, das mir schon jetzt vieles erleichtert hat: zu verzeihen.

Ich schaffe es mehr und mehr, Erlebtes zu verarbeiten und die Vergangenheit ruhen zu lassen und traf mich – entgegen vieler Ratschläge – sogar mit meinem Vater. Auch wenn mir im Alltag leider häufig die Zeit für Meditation fehlt, hilft sie mir doch, den Hass und den Zorn für mich zu bewältigen. Es hilft mir, mehr auf mich Acht zu geben und auf mich selbst zu vertrauen. Das Seminar und die Meditation haben für mich einen großen Anteil an der Verbesserung des psychischen Aspektes meiner Krankheiten und Ängste.

Ich habe bei Dr. Rudolf die Erfahrung gemacht, dass trotz aller Medikamente, der Medizin und vieler Gespräche, der psychologische Aspekt in der Schulmedizin vernachlässigt wird und diese Lücke im Seminar geschlossen werden kann.

Mein Name ist Jenny und ich bin 34 Jahre alt. Ich bin stolze alleinerziehende Mama von zwei wundervollen Töchtern, ich arbeite weiter daran, mich selbst zu finden und so zu akzeptieren, wie ich bin, und freue mich auf die Zukunft!

Warum Veränderung so schwierig ist und was wir dafür tun können

»Veränderung ist am Anfang schwer, in der Mitte chaotisch und am Ende wunderschön.«
AUTOR UNBEKANNT

Wir müssen uns darüber im Klaren sein, welche Probleme auf dem Weg auftreten können. Je besser wir die Zusammenhänge verstehen, desto eher werden wir eine Veränderung leben können. Veränderung bedeutet, dass wir bestimmte Verhaltensweisen und Gedanken verlernen und Neue erlernen müssen. Wir müssen lernen, anders zu denken und zu handeln.

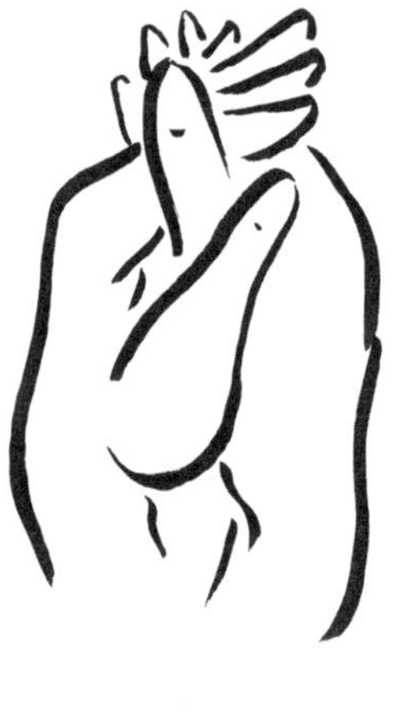

Neurophysiologisch funktioniert Lernen in der Art und Weise, dass Nervenzellen, wenn sie immer wieder angeregt werden, kräftige Verbindungen aufbauen (»was zusammen feuert, verdrahtet sich«)[41]. Das heißt, wenn ich einen Gedanken immer wieder denke (z.B. Wut, Unwert, Frustration, Angst etc.), so wird diese neuronale Verbindung im Gehirn sich immer weiter stabilisieren. Dieses sorgt dann dafür, dass sich das jeweilige Gefühl immer wieder im Körper zeigt. Wir fühlen uns wütend, frustriert oder ängstlich.

Mit der Zeit konditionieren wir somit unseren Geist, und dieser Anteil (dieses Gefühl) wird zu unserer Persönlichkeit. Wir werden zu der wütenden Person, dem Opfer, dem Unwürdigen etc. Wir glauben, dass wir halt »so sind«. Ab einem bestimmten Zeitpunkt (wenn ich den Gedanken oft genug gedacht habe), entsteht ein automatisierter Prozess. Wir haben uns selbst konditioniert. Häufig nutzen wir dann die Projektion, um unseren Zustand bzw. unsere Persönlichkeit (oder das, was wir als solche ansehen) zu rechtfertigen. Dann ist für das eigene Verhalten die Mutter, die Gesellschaft, der Chef, die Ex-Ehefrau etc. Schuld.

Alles, was wir denken und fühlen, sorgt somit für einen Seinszustand – unser Leben. Wir haben uns in die äußere Welt ver-*wickelt*. Um uns wieder zu ent-*wickeln*, müssen wir an die Möglichkeit der Veränderung glauben.

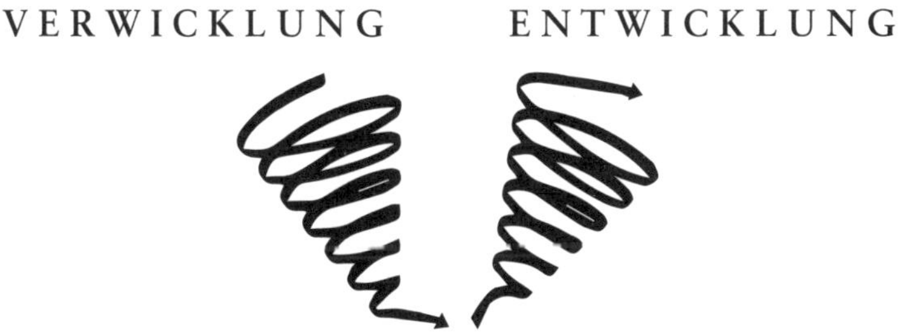

Wendepunkt (Evolution)

Unser Neocortex (ein entwicklungsgeschichtlich »jüngerer Anteil« des Gehirns) ist in der Lage, diese mentalen Veränderungen umzusetzen[42]. Das Vorderhirn fängt an, nach Lösungen für ein Problem zu suchen; aber nur dann, wenn wir sozusagen den Auftrag dazu geben. Treffe ich z.B. die Entscheidung, eine Sprache zu erlernen, arbeitet mein Vorderhirn einen Plan aus, was nun zu tun ist (z.B. entsprechende Sprachhefte kaufen, einen Sprachlehrer aufsuchen etc.).

Hierdurch werden die neuronalen Verbindungen verändert und es entstehen neue synaptische Verbindungen.[43] Diese neuen Verbindungen schicken Substanzen an den Körper, die dann das entsprechende Gefühl repräsentieren. Dieser Vorgang spricht unser limbisches System an (der Teil des Gehirns, der mit Emotionen zu tun hat). Diesen Vorgang muss ich immer wieder wiederholen, damit sich die neuronalen Strukturen festigen.[44] Hierdurch konditionieren wir den Körper neu.

Wenn ich also etwas anderes denke und daraus resultierend auch etwas anderes tue, dann werde ich neue Erfahrungen machen, die dafür sorgen, dass ich meine Persönlichkeit verändere. Diesen Prozess nennt man *Evolution.*

Nun weiß jeder, dass es nicht so einfach ist, seine Konditionierungen zu durchbrechen. Jeder kennt das von den Neujahrsvorsätzen. Man fängt enthusiastisch an und läuft zwei- bis dreimal im Wald und plötzlich merkt man, dass man sich doch wieder so verhält, wie vor dem gefassten Vorsatz. Was ist passiert? Nehmen wir zur Veranschaulichung ein konkretes Beispiel:

Fritz ist ein übergewichtiger, unsportlicher Mann Mitte 30. Jeden Abend sitzt er mit einer Tüte Chips und einer

Tafel Schokolade vor dem Fernseher. Er hat wenig bis keine sozialen Kontakte und ist arbeitslos. Er selbst glaubt, dass für seinen Zustand die Gesellschaft verantwortlich ist. (Sie könnten alternativ die Eltern, die Ex-Ehefrau oder einen anderen vermeintlich Schuldigen einsetzen.)

So erzählt er sich jeden Tag »seine Geschichte« (wer mag, liest sich noch einmal im ersten Kapitel zu den Themen Schatten, Projektion und Resonanzgesetz durch). Er hat sich diese Geschichte nun so oft erzählt, dass er sie glaubt. Er ist ein Opfer. Opfersein, entspricht somit seiner Persönlichkeit. Sein Gehirn »denkt Opfer«. Dadurch werden die entsprechenden Substanzen im Körper ausgeschüttet und er »fühlt« sich körperlich entsprechend. Da wir eine Rückkoppelungsschleife haben, registriert das Gehirn dieses Gefühl und er denkt erneut über sein »Opfersein« nach und so weiter und so weiter. Er *ist* Opfer. Er hat einen Seinszustand erreicht. Er ist eine sogenannte »Opfer-Persönlichkeit«.

Sein Körper – als der unbewusste Geist – regiert nun. Da wir ab unserem 35. Lebensjahr zu 90–95 % nur mit unseren unbewussten konditionierten Anteilen leben (gegen 5–10 % bewusster Anteile), weiß der Körper es besser.[45] Und so fordert sein Gehirn die entsprechenden Substanzen vom »Opfersein« ein. Er wird immer wieder das Gleiche tun und denken! Das heißt, jeden Abend wird der Körper erst Ruhe geben, wenn er die Schokolade und die Chips erhalten hat. Einige werden sich in diesem Muster wiedererkennen.

Wodurch auch immer ausgelöst, möchte Fritz nun sein Leben verändern. Er sagt zu sich: »Ich will kein Opfer mehr sein.« Was wird wohl am Abend – nach der Entscheidung – passieren? Sagt sein Körper: »Ok. Gib mir einen gesunden Salat.« Wohl kaum. Der Körper wurde derart konditioniert, dass er die üblichen ungesunden Speisen einfordert.

1. Problem
Bei einer Veränderung fühlen wir uns nicht so, wie wir denken. Der Geist möchte das eine, der Körper etwas anderes. Sie müssen somit größer werden als Ihr Körper.

2. Problem
Wir glauben selbst nicht an die Möglichkeit einer Veränderung. Unser Egoanteil möchte nicht, dass sich etwas ändert. Er lebt von der Verurteilung, dem Anteil von Leid, Schmerz, Wut etc.

Unser Egoanteil ist raffiniert. Er tut alles dafür, damit wir uns nicht verändern. Sie kennen diesen Anteil. Ich gebe Ihnen ein paar Sätze vor und Sie werden ihn schnell wiedererkennen:

- »Heute ist kein guter Tag, um mit der Veränderung anzufangen.«
- »Heute habe ich viel gearbeitet, das Bier habe ich mir heute wirklich verdient.«
- »Heute ist so schlechtes Wetter, dann will ich mir den Tag noch ein bisschen versüßen.«
- »Das fühlt sich nicht gut an.«

Wenn ich nicht an die Veränderung glaube, dann wird sich auch nichts ändern! Sie kennen wahrscheinlich alle den Placeboeffekt, auf den ich in der Einleitung auch schon eingegangen bin. Wenn ich als Arzt einem Patienten eine Tablette ohne Wirkstoff gebe und der Patient glaubt mir, dass diese ihn heilen wird, dann habe ich eine gute Chance, dass sich seine Symptome verbessern oder verschwinden. Das heißt, nur durch das »Glauben« tritt ein Effekt ein!

Wenn Sie eine Veränderung anstreben, so überprüfen Sie Ihre Glaubenssätze. Sie haben die neurophysiologische Ausstattung und können Ihre festverdrahteten Verschaltungen im Gehirn verändern. Man nennt diesen Prozess der Veränderungsfähigkeit *Neuroplastizität.*[46]

Neuroplastizität

Zu früheren Zeiten gingen die Neurowissenschaftler davon aus, dass Gehirnstrukturen im Erwachsenenalter nicht mehr veränderlich seien. Im Jahre 1915 verglich der Neurowissenschaftler S. Ivory Franz die Bewegungskarten im motorischen Cortex von Affen.[47] Er fand heraus, dass sich

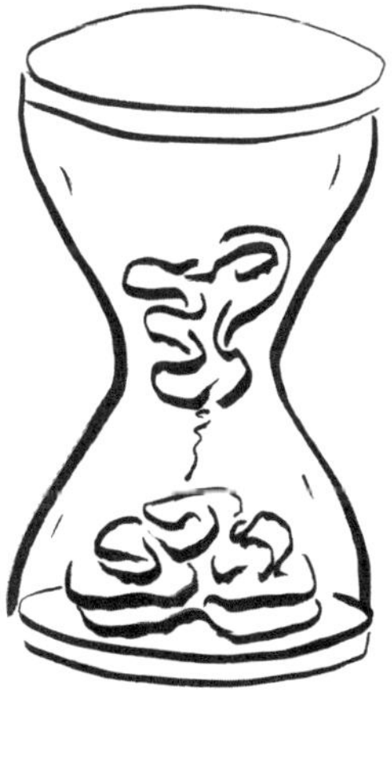

die Karten von Affe zu Affe unterschieden – zog aber leider die falschen Schlüsse. Alle Wissenschaftler der damaligen Zeit gingen davon aus, dass die Unterschiede angeboren seien. Das stellte sich im Verlauf der kommenden Forschung als falsch heraus.

Als erster zeigte Karl Lashley 1923 in einer Reihe von Experimenten, dass es sich nicht um angeborene Unterschiede handelte, sondern es eine andere Erklärung für das Phänomen geben musste. Er nannte es eine »Plastizität der neuronalen Funktionen«.[48]

Mitte des 20. Jahrhunderts gab es schließlich so viele Beweise, dass das Gehirn dynamisch ist und sich selbst in Reaktion auf Erfahrungen ständig umformt. 1949 machte der Psychologe Donald Hebb einen Vorschlag, der die Neuroplastizität am besten erklärt. Daraus wurde das bereits mehrfach erwähnte Zitat:

»What fires together, wires together«

Nervenzellen, die zusammen »feuern«, verbinden sich. Unser Gehirn besteht aus hundert Milliarden Nervenzellen, die sich alle im eng begrenzten Raum des Schädels befinden. Jede Nervenzelle wiederum verfügt ungefähr über 10.000 Verbindungen (sog. Synapsen), die sie mit anderen Nervenzellen verbindet.

Eine der wichtigsten praktischen Lehren der modernen Neurowissenschaft lautet, sobald ich die Aufmerksamkeit auf etwas richte, lenke ich die »Feuerungsmuster« des Gehirns. Dadurch wird die Struktur des Gehirns verändert. Durch die Stärkung der Verbindungen werden neue Schaltkreise produziert.

Was passiert, wenn ich eine neue Erfahrung mache (der erste Kuss, eine neue Arbeitsstelle, Scheidung etc.)? Die

entsprechenden Neuronen werden aktiviert und schicken einen Ionenstrom der Länge des Neurons (Axon) entlang durch die Membran. Der Strom fließt ein und aus. Das wirkt wie ein elektrischer Strom. Am hinteren Ende des Axons wird eine Substanz (sog. Neurotransmitter) in den synaptischen Spalt freigesetzt. Dadurch wird das daraufolgende Neuron (»postsynaptisches Neuron«) angeregt. Diese chemische Freisetzung aktiviert oder deaktiviert das nachfolgende Neuron. Sobald die »richtigen Bedingungen« vorliegen, kann das Feuern der Neuronen die Synapsen stärken.
Was sind nun die »richtigen Bedingungen«?

- neue Erfahrungen
- Wiederholungen
- Gefühlsregungen
- zielgerichtet Aufmerksamkeit

Wenn Neuronen also gleichzeitig »feuern«, werden die Gene in ihren Zellkernen aktiviert und »drücken sich aus« (bestimmte Proteine werden produziert). Dieser Vorgang der Anpassungsfähigkeit des Gehirns wird ***Neuroplastizität*** genannt.

Eine weitere wichtige Voraussetzung für Veränderung ist es einen *wertfreien Raum* zu schaffen. Schauen wir uns und die Gesellschaft an, so werden wir erstaunt sein, wie schnell wir uns und andere be- und verurteilen. Wir lassen an nichts und niemanden ein gutes Haar. Gehen Sie einmal mit dem Vorsatz in den Tag: »Heute werde ich nichts und niemanden verurteilen.« Sie werden überrascht sein, wie schwierig dieses Unterfangen ist.

Kommen wir zurück zu Fritz. Er wird sich und seinen Zustand mit hoher Wahrscheinlichkeit verurteilen (und andere).

Für die Veränderung ist der wertfreie Raum aber Voraussetzung. Und wie bereits im ersten Kapitel ausgeführt, sollten wir zunächst alles und jeden so annehmen, wie es bzw. er jetzt gerade ist. Lassen wir alle Bewertungen los, so machen wir uns frei und können auch unsere ungeliebten Anteile integrieren.

Was passiert aber, wenn Fritz über seinen Körper (siehe Rückkoppelungsschleife) und sein Opfersein hinausgeht? Er ändert seine Ernährung, fängt an zu trainieren (ein Liegestütz ist besser als keiner!), arbeitet an seinen Visionen von sich selbst und seinem Leben. Wenn er dabeibleibt, so baut er *Momentum* auf. Momentum kommt aus dem Lateinischen und bedeutet *Bewegungskraft*. Wenn ich anfange mit einer Bewegung wird es zunächst viel Kraft und Anstrengung kosten.

Nehmen Sie als Beispiel den Start eines Flugzeuges. Der Pilot muss zur Startbahn fahren, sich in die Reihe der anderen Flugzeuge einreihen, die verschiedenen Ablaufprozesse während des Startvorganges durchführen, Beschleunigung aufnehmen, um schließlich abzuheben. Was passiert aber, wenn das Flugzeug in der Luft und auf Flughöhe ist? Der Pilot kann den Autopiloten einstellen und sich etwas entspannen. Das Flugzeug fliegt fast von selbst. Momentum wurde aufgebaut.

Fangen Sie also an, sofort Momentum aufzubauen. Wenn wir in voller Fahrt sind, dann können wir mit Problemen und anfallenden Schwierigkeiten viel besser umgehen. Es kostet viel mehr Kraft das Flugzeug immer wieder zu landen und zu starten, als konstant zu fliegen!

Vor allem am Anfang der Veränderung sollten Sie möglichst schnell Momentum aufbauen. Wenn Sie erst einmal in der Luft sind, läuft es wie von allein. Schafft es unser Mann aus dem Beispiel Momentum aufzubauen, so wird er Erfolge sehen. Diese sorgen für ein neues Gefühl. Hierdurch verändern sich seine Gedanken. Und so ist der negative Kreis durchbrochen.

Momentum können wir nur aufbauen, wenn wir *diszipliniert* sind. Wann das angestrebte Ereignis erreicht wird, ist dabei unwichtig. Je schneller Sie Momentum aufbauen, desto sicherer werden Sie Ihr Ziel erreichen.

Überprüfen Sie Ihre Glaubenssätze über sich selbst – und verändern Sie diese. Fertigen Sie eine Liste an, in denen Sie Momentum (Bewegungskraft) entwickeln wollen (z.B. Sport, Gesundheit, Essgewohnheiten, persönliche Beziehungen, finanzielle Belange etc.).

Sobald Sie Ihr Inneres verändern,
verändern Sie Ihr Äußeres.
(Gesetz der Resonanz)

So nutzen Sie die Evolution, um sich aus der Verwicklung herauszuarbeiten in die Entwicklung und damit in die Einheit!

Gestatten Sie mir noch ein paar weitere *praktische Tipps* mitzugeben. Sokrates sprach: »Ich nenne den Menschen faul, der Besseres leisten könnte.«

Stellen Sie sich selbst die Frage, warum Sie etwas noch nicht verändert haben. Sind die Umstände noch nicht günstig? Meinen Sie, Sie benötigen noch mehr Vorbereitung oder Informationen? Ist der richtige Zeitpunkt noch nicht gekommen? Haben Sie Angst, dass Sie etwas falsch machen könnten?

Der beste Moment zu handeln ist *jetzt*!

Es gibt niemals den perfekten Moment. Fehler sind auf dem Weg normal. Wodurch lernen wir denn am besten? Durch unsere Fehler. Nur wer nichts macht, macht keine Fehler!

Ich wiederhole und vertiefe das Thema Verantwortung noch einmal, da es eine zentrale Rolle spielt. Es ist sicherlich richtig, dass man nicht immer für die Umstände verantwortlich ist. Aber wir sind verantwortlich dafür, wie wir auf die Umstände *reagieren* und wie wir sie *interpretieren.*

Wenn wir uns dem Wort Verantwortung sprachlich nähern, stellen wir fest, dass in dem Wort Ver*antwort*ung das Wort Antwort steckt. Das heißt, ich übernehme die Verantwortung und reagiere auf die Gegebenheiten in meinem Leben mit einer guten Antwort – meiner Antwort. Wann ist eine Antwort gut? Wenn ich meine Vision fest im Blick habe!

Viktor Frankl, ein Überlebender der Konzentrationslager, fasst es eindrucksvoll zusammen: »Die letzte aller menschlichen Freiheiten ist die, seine Einstellung in jeder gegebenen Situation selbst zu wählen.« – Also, keine Ausreden mehr!

Wir lieben es, Geschichten über uns zu erzählen. Durch die Polarität werden wir immer wieder mit Herausforderungen konfrontiert. Die Frage ist dann, ob die auftretenden Probleme eine Ausrede für Sie sind, oder Sie bereit sind, die Probleme zu lösen. Auffällig dabei ist, dass, je dramatischer die Ausrede ist, desto größer das Selbstmitleid ist. Wollen Sie ein anderes Leben – andere Ergebnisse in Ihrem Leben erzielen oder wollen Sie im Selbstmitleid stecken bleiben?

Sinn und Zweck einer Ausrede ist es, die Aufmerksamkeit von uns auf etwas anderes oder jemand anderen zu lenken. Das führt dazu, dass wir im Außen Verständnis und Mitleid suchen anstatt Respekt und Anerkennung. So kommt es dazu, dass Menschen, die ihre Zeit dafür verwenden sich ablenken zu lassen, gelebt werden. Es gilt dabei der allgemeine energetische Grundsatz, worauf wir unsere Energie lenken, dass wächst. Und sobald wir unsere Ziele erreichen, wird es uns verändern. Glauben Sie mehr an die Hindernisse und Ihre Geschichten oder vertrauen Sie Ihren Visionen?

Wir beten für ein besseres Leben, einen gesünderen Körper oder eine erfüllende Arbeitsstelle. Doch wir handeln nicht. Wir wollen uns in unserem Körper wohlfühlen, sitzen aber den ganzen Tag vor dem Bildschirm. Wir wünschen uns eine erfüllende Partnerschaft, sitzen aber nur zu Hause herum. Daraus folgt:

Wünsche
+
Handlungen
in Einklang bringen

→ Also keine Entschuldigung mehr. Sind wir bereit, die Geschichte, die wir uns selbst erzählen, loszulassen und uns selbst zu befreien?

Zentrale Gedanken

Durch sich wiederholende Gedanken über sich selbst konditionieren Sie Ihren Körper und Geist zu einer Persönlichkeit.
Sie müssen sich bewusst für eine Veränderung entscheiden und eine Vision von sich und Ihrem Leben entwerfen.
Sie müssen sich aus den Verwicklungen mit dieser Welt befreien und sich entwickeln.
Für die Veränderung müssen Sie einen wertfreien Raum schaffen.
Momentum sollte schnell aufgebaut werden.
Keine Ausreden mehr.

Erfahrungsbericht

Erika, 66 Jahre: Auf dem Weg zu meinem neuen Ich

Meine ersten Erfahrungen mit heilender Energie habe ich Ende der 1990iger Jahre gemacht. Ich litt damals an Migräne. Eine ehemalige Kollegin behandelte mich mit Reiki. Ich ließ mich selbst in Reiki einweihen. Nach etwa einem halben Jahr war ich beschwerdefrei.

In Gesprächen mit Gleichgesinnten und in verschiedenen Büchern wurde davon gesprochen, dass wir in der Lage wären, selbst zum Schöpfer zu werden – für einen kopfgesteuerten Mitteleuropäer mit materialistisch geprägter Erziehung eher unvorstellbar. Ich weiß heute, dass vieles, was ich versucht habe, nicht den gewünschten Erfolg brachte, weil da im Hintergrund immer irgendwo der Zweifel nagte.

Ich habe dann mit ganz banalen Dingen angefangen, meine Realität zu ändern, z.B. mit dem »Wunsch ans Universum« im Supermarkt immer einen Parkplatz in der ersten Reihe zu bekommen. Es hat eine Weile gedauert, bis ich realisiert hatte, dass sich mein Wunsch sehr schnell erfüllt hat. Also das nächste ausprobieren! Ob das funktioniert? Natürlich nicht, da waren ja wieder die Zweifel.

2017 besuchte ich zum ersten Mal ein Seminar bei Ingo Rudolf. Das war anders als das, was ich bisher erlebt hatte. Theoretische Erklärungen in Kombination mit Gesprächen der Teilnehmer zu den jeweiligen Themen untereinander und geführte Meditationen bildeten für mich – und ich glaube alle anderen auch – eine stimmige Einheit. Schon während des ersten Seminars lernte sehr viel über mich selbst:

Meine Vorstellung von mir in der Zukunft war unkonkret und völlig rational. Es war an der Zeit zu überlegen, was wie sein soll und dass ggf. auch aufzuschreiben. (Ich gebe zu, das habe ich erst jetzt getan). Danach war mir klar: Schöpfung macht man nicht nebenbei. Es ist harte Arbeit! In meinem Alter ist die Persönlichkeit sehr ausgeprägt. Langjährige Gewohnheiten ändern, verlangt Disziplin und Konsequenz. – Zwei Eigenschaften, die nicht zu meinen Stärken gehören! Glaubenssätze zu ändern, war schwieriger, als ich dachte. Zu schnell hängt man wieder im alten Denkmuster!

Ende September nahm ich dann am dritten Seminar teil. Seitdem ist das Bild einer gesunden, jung gebliebenen, dynamischen, mit sich und der Welt im Reinen seienden Oma in meinem Kopf. Ich frage mich, was würde sie tun, wenn sie in der gerade aktuellen Situation wäre. Dann habe ich das Gefühl der Zwiesprache und es folgt in den meisten Fällen ein Impuls, was zu tun wäre.

Herzlichen Dank, lieber Ingo, für diese Chance. Ich freue mich, auf spannende und hochinteressante Erfahrungen auf dem Weg zu meinem neuen Ich.

III. KAPITEL:
LIEBE UND MITGEFÜHL SIND DIE SCHLÜSSEL ZUR EINHEIT

Die Kunst der Alchemie

»Alles ist zweifach, alles hat zwei Pole, alles hat sein Paar von Gegensätzlichkeiten; gleich und ungleich ist dasselbe; Gegensätze sind identisch in der Natur, nur verschieden im Grad; Extreme berühren sich; alle Wahrheiten sind nur halbe Wahrheiten; alle Widersprüche können miteinander in Einklang gebracht werden.«
HERMES TRISMEGISTOS (GRIECH. GÖTTERGESTALT)

Alchemie ist eine Kunst. Die Kunst der Verwandlung. Aus etwas Unedlem wird etwas Kostbares gemacht. Alchemie ist Entwicklung. Diese setzt aber »Verwicklung« voraus. Alchemie ist abhängig von der Bewusstheit des Menschen. Um uns dem Phänomen der Alchemie zu nähern, möchte ich noch einmal ein paar Worte zu den Begriffen »Inhalt« und »Form« schreiben. Inhalt steht für das Unsichtbare. Die Form für das Sichtbare. In der Einleitung bin ich bereits darauf eingegangen.

Wir leben in einer Welt der Formen (Welt). Hinter dem, was wir sehen, steht immer etwas Unsichtbares. Form ist daher immer Ausdruck eines geistigen Prozesses. Alles was Form hat, stammt nicht aus dem Reich der Formen. Es ist vielmehr Ausdruck einer Idee.

Zur besseren Veranschaulichung dieses Prinzips will ich ein zweites Beispiel bringen. Denken wir an ein Buch, das natürlich aus Seiten besteht. Auf diesen Seiten hat der Autor eine Idee in eine Form gebracht. Er benutzt Materie (gedruckte Buchstaben, Blätter etc.), um einen Inhalt zu transportieren. Ich könnte diesen stofflichen Anteil analysieren und nun mitteilen, wie viel Anteil Druckerschwärze, wie viel Holzfasern etc. das Buch enthält. Es wird relativ schnell deutlich, dass etwas Wesentliches fehlt. Der Inhalt! Das Geistige. Die Idee des Autors. Was er uns mitteilen möchte.

Das Buch ist lediglich die Form, um diesen Inhalt zu transportieren. Die Wahl der Form ist dabei austauschbar bzw. zweitrangig. So könnte man diese Idee vielleicht auch durch ein Bild oder ein Musikstück zum Ausdruck bringen.

Newton trifft Quantenwelt – eine neue Biomedizin

$E = mc^2$

Ca. 200 Jahre nach Newton stellte Einstein seine berühmte Gleichung auf. Demnach sind Energie und Materie so eng miteinander verbunden, dass sie ein- und dasselbe sind! Demnach gibt es nichts Absolutes.

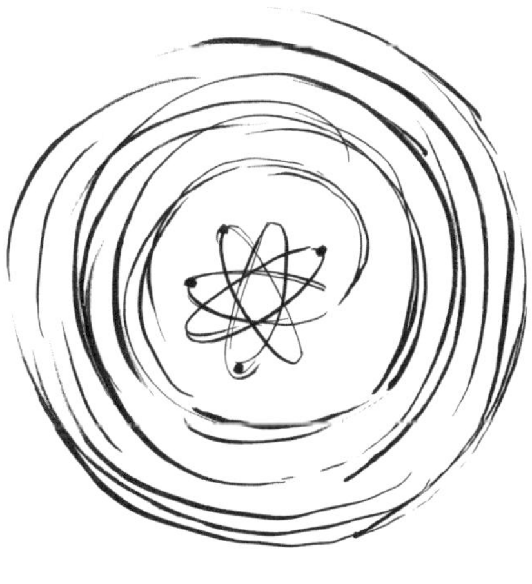

Wie schon in der Einleitung beschrieben, vertrat Newton die Auffassung, dass das Universum wie eine Maschine funktioniere. Das »alte« Atommodell ging davon aus, dass es allem Anschein nach aus »fester Materie« bestand. Nun kamen die Quantenmechaniker daher und entdeckten, dass physische Atome aus Energie-Wirbeln bestehen, die sich ständig drehen und schwingen. Das bedeutet, dass das Atom keine Struktur hat. Es besteht aus unsichtbarer Energie!

Das Quantenuniversum ist eine verrückte Geschichte. Wer kann so etwas verstehen? Jetzt wird es noch kurioser: Die subatomaren Ebenen gehorchen nicht den klassischen physikalischen Prinzipien. In Wahrheit existiert Materie daher auf der subatomaren Ebene nur als ausschließlich momentanes Phänomen.

Untersucht man die physischen Eigenschaften von Atomen (z. B. Masse und Gewicht), dann erscheinen Atome wie physische Materie. Doch werden die gleichen Atome hinsichtlich Spannungspotential und Wellenlänge beschrieben, dann zeigen sie Eigenschaften von Energie und erweisen sich als Welle.[49]

So hat man die Bewegungen von Proteinmolekülen untersucht, den Grundbausteinen des Lebens. 2001 wurde dazu ein Artikel im angesehenen Journal Nature veröffentlicht. Herausgekommen ist, dass die lebenserzeugenden Bewegungen in einem Molekül nicht den Newtonschen, sondern den quantenphysikalischen Gesetzen gehorchen![50] Doch leider lässt die klassische Schulmedizin diese Aspekte meistens außen vor. Es ist schon absurd, dass die Schulmedizin sich auf 0,00001 % der Realität stürzt (und dort misst und wiegt etc.) und die restlichen 99,99999 % außer Acht lässt. Meine persönlichen Erfahrungen zeigen, dass diese »Energie« meistens nicht ernst genommen wird und somit für Gesundheit und Krankheit keine Rolle spielt. Meistens sind meine schulmedizinischen Kollegen Reduktionisten: Sie glauben, dass sie den menschlichen Körper verstehen können, wenn sie Zellen auseinandernehmen und in ihre chemischen Bestandteile zerlegen. Den ganzheitlichen Informationsfluss klammern viele Ärzte aus. Die von der Quantenphysik angenommenen komplexen Informationsflüsse wurden mittlerweile in Untersuchungen von Interaktionen zwischen Proteinen nachgewiesen.[51] [52]

Es wird daher klar, warum Medikamente solche Nebenwirkungen haben können. Ein Medikament tritt ja nicht nur mit einem Protein in Kontakt.

Es gibt sicherlich viele gute schulmedizinische therapeutische Ansätze. Gerade in der Intensivmedizin und in den operativen Fächern halte ich die Schulmedizin für sehr effizient und erfolgreich. Aber vor allem bei chronischen oder psychischen Erkrankungen würde ich mir wünschen, dass die Erkenntnisse aus der Quantenmechanik mit einbezogen wurden. Ich kann mich noch gut daran erinnern, wie ich während meiner Ausbildung in der psychiatrischen Klinik dem Oberarzt vorgeschlagen habe, ein homöopathisches Medikament auszuprobieren. Was meinen Sie, was da los war! Es wurde natürlich nicht gegeben.

Gerade die östlichen Heilweisen arbeiten schon Jahrhunderte erfolgreich mit diesen Prinzipien und bringen die »Energie zum Fließen«.

Ich empfehle daher, die Entdeckungen der Quantenphysik in die Biomedizin mit einfließen zu lassen, damit ein Gesundheitssystem entsteht, das in Einklang mit den Kräften der Natur steht.[53]

In der heutigen Zeit des Materialismus wird zu viel Wert auf die Form gelegt. Aber auch die Ausrichtung nur auf das geistig-spirituelle (sozusagen der Versuch, den Formen zu entfliehen) wird nicht zum Heilwerden führen.

Wir Menschen sind eingebunden zwischen Erde (dem Materiellen) und dem Himmel (dem Geistigen). Und zwischen dieser Spannung leben wir. So wird uns weder Weltflucht (= Ausrichtung auf die geistigen Ebenen) noch Weltversunkenheit (= Ausrichtung auf das Materielle) heilen. Der Weg wird in der Mitte liegen.

Die Buddhisten formulieren es so: »Der mittlere Weg«.

Unter diesem Gesichtspunkt erscheinen Form und Inhalt als polar, was sie für uns zunächst auch einmal sind. Schnell merken wir jedoch deren Abhängigkeit voneinander. Über die Welt der Formen kommen wir an das Göttliche. Wenn wir die Polarität überwinden, so erkennen wir, dass Form und Inhalt identisch sind. Daraus folgt aus den Hermetischen Gesetzen:

Wie oben, so unten.
Wie unten, so oben.
Wie innen, so außen.
Wie außen, so innen.
Wie im Großen, so im Kleinen.
Wie im Kleinen, so im Großen.

Das Leben dient als Übung, um Form und Inhalt zu durchschauen. Man könnte auch sagen, das Leben ist eine Zeremonie. So gelangen wir zur Alchemie. Diese beschreibt die Transmutation von unedlem Metall zu Gold und Silber.

Dieses Beispiel steht als Metapher für eine geistige Umwandlung. Es beschreibt innerpsychische Prozesse. Persönliche Probleme, scheinbar unlösbare Aufgaben oder existentielle Krisen sind daher als notwendige Reifungsprozesse zu verstehen, um die gegenpolaren Aspekte letztendlich zu vereinen. Ziel dieses Prozesses ist die »Erlösung des Stoffes«. Ich steige in meinen Schatten – in das Unbewusste (mir nicht bewusste) – das nicht integrierte.

Am Anfang des Prozesses steht die Trennung in die polare Welt – durch den alchemistischen Prozess am Ende die Einheit. Der menschliche Körper dient dabei als »Gefäß« für diese Umwandlung.

Über das Bewusstsein kann behutsam dieser Prozess vollzogen werden. Beide Pole müssen ausbalanciert werden. Durch das Bewusstsein wird die Form durchdrungen und der Inhalt kommt zutage. Durch die alchimistische Umwandlung werden die scheinbaren Gegensätze vereint und durch das »Verbrennen« entsteht Einheit. Wie der Phönix aus der Asche entsteht dadurch eine Einheit.

In diesem Prozess liegt also der Weg. Der Weg vom Blei zum Gold. Der Weg vom Ich zum Selbst. Der Weg vom Irdischen zum Himmlischen. Ausgangspunkt ist die Unvollkommenheit – »Maja« – die Welt der Formen. Endpunkt ist die Vollkommenheit – Gott.

Dieser Prozess stellt den Spannungsbogen unseres Lebens dar. Am Ende des Prozesses werden wir erkennen, dass Inhalt und Form letztlich dasselbe sind.

Zentrale Gedanken

Alchemie ist die Kunst, aus etwas
Unedlem etwas Kostbares zu machen.
Inhalt steht für das Unsichtbare.
Form steht für das Sichtbare.
Hinter jeder Form steht immer etwas Nicht-
Materielles (»geistiges«).
Wir sind als Menschen eingebunden zwischen Erde
(Materie) und Himmel (Geist).
Der alchemistische Weg beschreibt die Vereinigung
der polaren Gegensätze.
Der Weg vom Irdischen zum Himmlischen.

Bedingungslose Liebe und Mitgefühl

»Die begrenzte Liebe sucht den Besitz des anderen, doch die grenzenlose Liebe verlangt nichts anderes als zu lieben.«

KHALIL GIBRAN (LIBANESISCHER PHILOSOPH UND DICHTER)

Wir nähern uns langsam der Einheit, zumindest theoretisch in diesem Buch. Einheit bedeutet, das Getrenntsein aufzuheben. Ich gestatte mir nun auch sprachlich, Sie jetzt mit Du anzusprechen, da es für mich zwischen mir und dir keine Trennung gibt.

Was ist das übergeordnete Prinzip, das alles zusammenhält. Aus meiner Sicht ist es die bedingungslose Liebe.

Wie aber sehen wir uns und andere in dieser polaren Welt? Geben wir mehr, als wir bereit sind zu empfangen? Stell dir die Frage, ob du Geschenke und Komplimente leicht annehmen kannst. Oder hast du damit Schwierigkeiten? Überdenke deine Position und gehe in dein Herz.

Wir könnten uns auch die Frage stellen, woher wir stammen? Kommen wir alle aus *einer* Quelle? Und könnten wir diese Quelle Liebe nennen? Wenn wir aus dieser allumfassenden Quelle kommen, ist es dann nicht unser Geburtsrecht bedingungslose Liebe zu erfahren – und zu geben?

Vor einiger Zeit war ich mit meiner Familie im Urlaub auf einer Insel im Indischen Ozean. Wir wollten einen bekannten Strand besuchen und machten uns mit den Fahrrädern auf den Weg. Wir gelangten an einen steilen Hang, der es uns unmöglich machte weiterzufahren. So mussten wir von den Rädern absteigen und schieben. Am Hang standen im dichten Dschungel einige heruntergekommene Blechhütten. Verschwitzt schob ich mein Fahrrad weiter. Da kam aus einer Seitengasse ein Junge mit einem Müllbeutel zur Straße, um den Müll in eine größere Tonne, die an der Hauptstraße stand, zu entsorgen. Unsere Blicke trafen sich. Er schenkte mir ein strahlendes Lächeln und fragte auf Englisch: »Kannst du mir ein Lächeln schenken?« Ich lächelte ihn an und wir trafen uns in unseren Herzen. Es war ein wundervoller Moment.

Was passiert in unserem Leben, wenn ich anderen Menschen bedingungslose Liebe gebe, so wie es der Junge tat? Je mehr ich mir Liebe zugestehe, desto leichter kann ich sie weitergeben. Wenn wir uns aber einen Teil der Liebe vorenthalten, so wird es uns nicht möglich sein, auch andere vollständig zu lieben. So könntest du dir jetzt sagen:

»Wenn ich mich bedingungslos so annehme wie ich bin – mit all meinen lichten und dunklen Anteilen – dann könnte ich auch alle Menschen so annehmen wie sie sind!«

Versuche zu verstehen, bedingungslose Liebe bedeutet, dass ich anderen wünsche, was *sie sich selbst für sich wünschen*. Damit gestatte ich den Menschen, so zu sein, wie sie wirklich sind. Ich klammere keinen Anteil aus. Auch wenn das bedeutet, dass ich sie loslassen muss. Ich erlaube ihnen, frei zu sein (und damit auch mir!). Ich erlaube ihnen, so zu sein, wie sie sein möchten – nicht wie ich möchte, dass sie sein sollten!

Je mehr du dich liebst und vollständig akzeptierst – ohne dich zu verurteilen, desto mehr kannst du andere akzeptieren und lieben – ohne, dass sie sich ändern müssen. Schenke dir bedingungslose Liebe, umarme dein ganzes Sein und fühle dich frei, so zu sein wie du bist!

Um bedingungslose Liebe in die Manifestation zu bringen, können wir Mitgefühl nutzen. Eine bekannte Geschichte aus dem Geist des Tao möge uns zum Einstieg dienen:

Eine Frau, die ein Leben im Geist des Tao führte, fand einen Edelstein am Ufer eines Baches in den Bergen. Am nächsten Tag begegnete ihr ein hungriger Reisender, der sie um etwas zu essen bat. Als sie etwas Brot aus ihrer Tasche holte, sah der Reisende den Edelstein. Er dachte sich, dass er mit ihm für den Rest seines Lebens versorgt sei. Er bat daraufhin die Frau um den Edelstein. Die Frau gab ihm den Edelstein mit dem Brot zusammen. Als er ging, war er begeistert und glücklich. Einige Tage später tauchte der Reisende wieder auf und gab der weisen Frau den Stein zurück. Er sprach: »Ich habe über deine Handlungen nachgedacht. Obwohl ich weiß, wie wertvoll der Edelstein ist, gebe ich ihn dir zurück, mit dem Wunsch, dass du mir noch etwas Wertvolleres geben kannst.« Die Frau wollte wissen, was dieses sei. Der Reisende antwortete: »Bitte gib mir das, was du in dir hast, was es dir ermöglicht, mir diesen Stein zu geben.« – Was war das Geheimnis der Frau? Mitgefühl!

Mitgefühl und Liebe gehen Hand in Hand. Beide vertreiben jegliche Lebensangst. Sobald wir beide Qualitäten mental entwickelt haben, wächst unser Selbstvertrauen und die Angst verschwindet. Mitgefühl mit allem – ohne Ausnahme – beginnt mit dem Mitgefühl für mich selbst. Mitgefühl ist eine Hinwendung zu mir und anderen, um das Leid zu lindern. Niemand möchte leiden.

Da wir aber mit allem verbunden sind und wir voneinander abhängig sind, bedeutet dies, sobald ich mitfühlend mit mir und anderen umgehe, ich anfange, das Universum zu beeinflussen, um in die Einheit zu gelangen und somit das Leid befreie. Nutzen wir unser Bewusstsein, um die Qualitäten von Liebe und Mitgefühl zu entwickeln. Wende entschlossen den Blick nach innen und kultiviere diese Anteile in dir.

Wie kann ich anderen helfen? Gehen wir gedanklich zu den Spiegelgesetzen zurück. Was passiert, wenn ich anderen helfe? Wenn ich ihnen bedingungslose Liebe gebe? Wem helfe ich, wem gebe ich eigentlich die Liebe? Mir!

Ich erzähle dir eine sehr persönliche Geschichte, um diesen Aspekt besser veranschaulichen zu können. Es gab eine Zeit in meinem Leben, da war ich sehr wütend auf eine andere Person. Ich hatte diese für meinen Zustand verantwortlich gemacht. Wie du sicher erkennst, habe ich meine Schattenanteile auf diese Person projiziert. Da mir die Schattenarbeit bekannt war, machte ich mich an die Arbeit. Ich setze mich zur Meditation und schloss meine Augen. Ich visualisierte die Person und stellte mir vor, dass sie mir direkt gegenübersaß. Ich wählte bedingungslose Liebe und verband mich mit ihrem Herzen und schickte ihr Mitgefühl und Liebe. Es passierte nach relativ kurzer Zeit etwas sehr Bewegendes. Der Strom der Liebe drehte auf einmal (ohne mein bewusstes Zutun) und ging direkt in *mein* Herz! Die Tränen liefen mir über die Wangen und ich fühlte tiefe Dankbarkeit für diese Erfahrung. Ich erfuhr direkt, was passiert, wenn ich jemand anderem Liebe schicke. Ich empfange diese Liebe selbst!

Mit der Entscheidung mitfühlend zu sein, verschwinden alle Schuldzuweisungen. Wenn ich einen anderen das wünsche und gebe, was ich mir für mich selbst wünsche, so entzieht das Mitgefühl den Schuldzuweisungen die Grundlage. Wenn wir es schaffen, unser Ego zu zügeln, dann können Lieben und Dienen unser Pfad sein.

Gebe anderen das, was du dir wünschst!

Durch Mitgefühl finden wir Glück und Gesundheit. Das Mitgefühl für andere führt dazu, dass Mitgefühl wieder zu dir zurückfließt. Wir gehen mit dem in Resonanz, was wir sind. Wenn wir es schaffen, aus einer liebenden und mitfühlenden Einstellung heraus zu leben, wird dein ganzer Tag zu einem Ausdruck dieser Bewusstheit.

Sei Liebe! Sei Mitgefühl! Dehne es auf alles aus.

Zentrale Gedanken

Wenn ich mich bedingungslos so annehme,
wie ich bin, mit all meinen lichten und dunklen
Anteilen, dann kann ich auch alle Menschen
so annehmen, wie sie sind.
Ich erlaube anderen so zu sein, wie sie sein möchten,
nicht, wie ich es möchte.

Bedingungslose Liebe heißt, ich liebe alles
(hell und dunkel).
Mitgefühl ist Hinwendung zu mir und anderen.
Mitgefühl lässt alle Schuldzuweisungen los.
Gebe anderen das, was du dir selbst wünscht.
Sei tätige Liebe.
Sei tätiges Mitgefühl.

In die Einheit kommen

»Ich habe Gut und Böse gekannt,
Sünde und Tugend, Recht und Unrecht;
ich habe gerichtet und bin gerichtet worden.
Ich bin durch Geburt und Tod gegangen,
Freude und Leid, Himmel und Hölle.
Und am Ende erkannte ich,
dass ich in allem bin
und alles in mir ist.«
HAZRAT INAYAT KHAN (GRÜNDER DES SUFI-ORDENS)

In der Einheit ist eine selbstorganisierende Intelligenz. Wenn wir die Polarität bzw. Dualität überwinden, dann gelangen wir in das Einssein. Einssein in uns und damit auch Einssein mit allem. Wir haben alle Angst vor dem *Allein-Sein*. Wir beschuldigen, beklagen, jammern und verstricken uns in die Welt. Schaffen wir es, den in diesem

Buch vorgestellten Weg zu gehen, und es ist das Schwierigste, was wir tun können, so wird unser Bewusstsein zu einem *All-Einheits*-Bewusstsein.

Sobald wir aber die Einheit annehmen, sind wir von nichts und niemandem mehr getrennt. Wir sind eins mit der allumfassenden intelligenten Liebe, die das Universum geschaffen hat. Diese intelligente Liebe ist auf Ordnung und Harmonie bedacht. Es entsteht Ganzheit. Ganzheit hat aber keinen Raum für Mangel oder Defizit. So gestatten wir dieser Intelligenz, sich durch uns auszudrücken. Über diesen Bewusstseinsprozess (Bewusstwerdung) gelangen wir in das Reich der Einheit. Die Präsenz des Göttlichen kann sich dann durch uns entfalten.

Diese allem innewohnende intelligente Liebe – manche nennen es Gott – kann sich dann durch uns ausdrücken. Wir sind ein Gefäß der bedingungslosen Liebe und können als solches wirken.

Der positive Effekt in unserem Alltag ist mehr Gelassenheit, Freude, Gegenwärtigkeit, Selbstlosigkeit, Liebe und Dankbarkeit. Es wird uns leichter fallen, zu verzeihen und zu vergeben.

Wir werden tätige Liebe!

Wir leben aus der Ganzheit. Dadurch ist es nicht mehr erforderlich zu kontrollieren. Wir können loslassen – uns hingeben. Das entspricht unserem natürlichen Seinszustand. Wir schließen die Lücke zwischen unserem wahren göttlichem Selbst und dem Anteil, wie wir auf dieser Welt wirken. Es kommt zu einer Transmutation der Überlebensemotionen wie Wut, Ärger, Stress etc.

Dann – und nur dann – kann die göttliche Intelligenz durch uns hindurchfließen. Wir treten zur Seite und lassen diese Intelligenz wirken. Das ist der Zeitpunkt, an dem wir fürsorglicher und liebevoller werden. Wir sind einfach glücklich und zufrieden – ohne einen äußeren Grund. Wir sind ganz – heil – vollkommen.

Wir sollten uns die Frage stellen: Warum sind wir hier? Was ist die Absicht unseres Lebens? Ich glaube nicht, dass wir hier auf dieser Erde sind, um reich, schön, erfolgreich oder wohlhabend zu sein.

Deine einzige Absicht sollte sein,
dass sich die göttliche Intelligenz durch dich
ausdrücken kann!

- Auf der anderen Seite unserer Angst ist Mut – es ist die gleiche Energie.
- Auf der anderen Seite unseres Selbstmitleides ist Selbstwert.
- Drehen wir die Medaille um, so befindet sich gegenüber des Zweifelns und des Haderns Sicherheit.
- Lassen wir die Energie des Ärgers los, entsteht Mitgefühl.
- Auf der anderen Seite der Unsicherheit ist Ganzheit und Vertrauen.

Wenn wir erkennen, dass es nur unterschiedliche Ausdrucksformen des gleichen Inhaltes sind, werden wir frei. Es ist nur ein größerer Ausdruck von Energie.

Wenn wir die Lösung unserer Probleme außerhalb von uns suchen, bedeutet es, dass wir getrennt vom Göttlichen leben. Wenn wir aber anfangen, in unserem Inneren zu suchen, anfangen die Polarität zu integrieren, setzen wir ungeheure Mengen von Energie frei und werden ganz.

Nur das Aussöhnen und Integrieren unserer Schattenanteile macht uns ganz und damit heil!

Wenn dieser Moment eintritt, befreien wir uns selbst. Wir haben Himmel und Erde in uns integriert. Wir sind alles, grenzenlos, allumfassend. Das, was die alten Weisen als das bezeichneten, was *Ist*. Oder wie im vedantischen Hinduismus formuliert: »Tat tvam asi« = »Das bist du« oder »du bist das«.

Es entzieht sich unserer Vorstellungskraft, da wir uns als *Ich* sehen. Einheit bedeutet aber, dass es das *Ich* nicht mehr gibt – da *Ich Alles* ist. Das Selbst – in seinem ursprünglichen Zustand – ist identisch mit der absoluten Wirklichkeit, dem Boden und Verursacher aller Phänomene. Wenn wir diese Punkte zusammenfassen, ergibt sich daraus:

Gott ist nicht außerhalb von dir!
Gott ist in dir!
Du bist *Es*!

Wir müssen lernen und akzeptieren, dass jeder Mensch in seiner Realität lebt. Wir haben dabei die freie Entscheidungskraft, ob wir uns in Richtung unseres wahren Selbst bewegen oder uns davon entfernen. Das heißt, wir entscheiden uns für die Entwicklung oder für die Zerstörung. Der berühmte Physiker Erwin Schrödinger hilft uns dabei, indem er über das Bewusstsein folgendes formuliert:

»Uns bleibt nur eines übrig; wir müssen uns an die unmittelbare Erfahrung halten, dass das Bewusstsein ein Singular ist, dessen Plural wir nicht kennen.«

Das heißt, es gibt nur *ein* Bewusstsein, was wir – du und ich – auf eine einzigartige Weise zum Ausdruck bringen. Es in die Manifestation bringen. Keiner von uns ist von diesem Bewusstsein getrennt. *Sein* Bewusstsein ist auch *mein* Bewusstsein. Wir tragen alle die Quelle in uns – und streben zurück an diesen Ort. An diesem Punkt verschwinden alle inneren und äußeren Trennungen. Ich bin alles.

Der Zustand der Einheit ist erreicht. Wir sagen Ja zu allem, was ist. Wir beginnen zu begreifen, dass alles was ist, gut ist, so wie es ist. Wir hören auf zu kämpfen. Wir lassen alles hinein und akzeptieren alles so, wie es ist.

Indem wir durch bedingungslose Liebe die Polarität annehmen, die Projektionen zurücknehmen, den Schattenanteil in uns integrieren, werden wir zu Alchemisten unseres Lebens. Der Lohn ist die Einheit.

Werde still, öffne dein Herz und vertraue dem Unbekannten. Wenn du nur so weit ins Wasser gehst, wie du stehen kannst, dann wird alles so sein wie immer. Du bist gefangen in der Polarität. Sobald du dich aber ins Unbekannte wagst – ins tiefe Wasser – dann erwartet dich dort eine magische Welt.

Wenn wir uns unserem Schatten stellen, dann wird unser Licht wieder scheinen. Vergebe dir und zelebriere deinen Schatten. Bleibst du aber bei einer Projektion hängen, dann wirst du zu dieser Projektion. Das bedeutet, dass, was wir an uns und anderen nicht akzeptieren können, wird uns nicht mehr in Ruhe lassen. Nutze die Aspekte von Liebe und Mitgefühl und vergebe dir. Du schenkst dir damit die Freiheit. Gehe tief in Dein Herz und *fühle* Vergebung.

Am Ende löst sich der Schatten in Licht auf. Beide Anteile gehen in das Licht der Einheit über. Dieses entspricht deinem göttlichen Selbst. Dieser Anteil hat kein Gegenüber mehr. Er ist jenseits der polaren Welt. Wenn wir an diesem Punkt sind, erkennen wir, dass der Weg der Polarität/Dualität nur Illusion war.

Ich möchte an dieser Stelle mit dem Zitat von Rumi schließen, mit dem das Buch begonnen hat:

»Du bist kein Tropfen im Ozean.

Du bist der gesamte Ozean in einem Tropfen.«

IV. KAPITEL:
PRAKTISCHE MEDITATIONS-ANLEITUNGEN

Vorbereitung

Damit die im Buch beschriebenen Konzepte nicht bloße Theorie bleiben, sondern sich in deinem Leben verankern und heilsam auswirken können, mache ich dich nun mit einigen Meditationen vertraut. Das ist aus meiner eigenen Erfahrung ein sehr wirksamer Weg. Falls du bereits regelmäßig meditierst, brauchst du die Beschreibungen der Vorbereitung vielleicht nicht und kannst diese Passage überspringen. Für alle Meditationsneulinge möchte ich einige Vorbemerkungen machen, um den Einstieg zu erleichtern. Ich wünsche dir eine gute Zeit.

Zeitpunkt

Im Allgemeinen geht man von zwei besonders förderlichen Zeitpunkten für die Meditation aus. Entweder frühmorgens, direkt nach dem Aufwachen, oder spätabends, kurz vor dem Schlafengehen. Das sind die Zeitpunkte, in denen unser Gehirn ideale Gehirnwellenzustände für die Meditation durchläuft. Am Abend vom wachen Beta-Wellen-Zustand über den langsameren Alpha-Zustand, wenn wir die Augen schließen, in den noch langsameren Theta-Zustand, wenn wir schon fast schlafen. Im Tiefschlaf gelangen wir dann in den Delta-Wellen-Zustand. Am Morgen geschieht das Gleiche, allerdings in umgekehrter Reihenfolge.

Somit können wir entweder frühmorgens oder spätabends am leichtesten in den Alpha- oder Theta-Wellen-

Zustand gelangen. Das ist das Gehirnwellenspektrum, bei dem wir auf veränderte Bewusstseinszustände am besten eingestimmt werden.

Ideal wäre es, morgens und abends zu meditieren. Schaue, wie es am besten in deinem Tagesablauf passt. Halte diesen Zeitpunkt dann aber ein. Lass das tägliche Meditieren zu einer Gewohnheit werden.

Ort

Es sollte ein Ort sein, an dem du dich wohlfühlst und nicht abgelenkt wirst. Ideal wäre natürlich ein eigener Raum nur für die Meditation. Du könntest diesen dann so einrichten, wie es dir gefällt. Niemand sollte dich zu den gegebenen Zeiten stören. Es muss klar in der Familie oder mit dem Partner kommuniziert werden, dass du in dieser Zeit nicht gestört werden sollst.

Alle äußeren Reize sollten entfallen (Handy aus, kein Telefon, kein Lärm, kein Außenlärm, keine Kaffee- oder Essensgerüche). Es sollte nicht zu warm, aber auch nicht zu kalt im Raum sein. Eine Temperatur, bei der du dich wohlfühlst und aufmerksam bleiben kannst.

Vielleicht findest du es hilfreich, deinen Meditationsplatz mit inspirierenden Gegenständen zu gestalten, mit einem Bild, einem Buch oder etwas Räucherwerk. Vielleicht möchtest du eine Kerze anzünden oder vorher ein Gebet sprechen. Ich persönlich meditiere gerne zu trance-induzierender Musik. Du kannst aber auch andere Musik verwenden oder ohne Musik meditieren, wenn du das möchtest.

Kleidung

Ich empfehle dir, bequeme und lockere Kleidung zu tragen. Du solltest dich nicht eingeengt fühlen. Lege die Uhr und die Brille ab.

Sitzhaltung

Die wichtigste Botschaft für die Sitzhaltung ist: Es muss bequem für dich sein. Wenn es nicht bequem ist, wirst du nicht weiter meditieren! Es nützt dir nichts, wenn du im Lotussitz anfängst zu meditieren und fühlst dich dabei unwohl, denn dann wirst du mit einer hohen Wahrscheinlichkeit die Meditation abbrechen. Also bequem, bequem und nochmals bequem.

Allgemein empfiehlt man eine aufrechte, sitzende Position, einen guten Kontakt mit dem Boden. Die Sitzhöcker sollten gleichmäßig belastet werden, die Wirbelsäule aufrecht und der Kopf gerade. Der Körper sollte dabei entspannt sein und der Geist wach. Ob du den halben Lotussitz oder den ganzen machst, auf einem Stuhl sitzt oder in einem Ruhesessel, halte ich, wie oben ausgeführt, für zweitrangig. Du solltest auf alle Fälle in der Position eine gewisse Zeit gut sitzen können. Ich persönlich bevorzuge ein Meditationskissen und benutze eine Augenmaske, um die Außenreize zu minimieren.

Du solltest nicht einschlafen – dann hast du zwar eine schöne Entspannung – das hat dann aber mit Meditation nichts mehr zu tun. Halte deinen Geist wach.

Mentale Vorbereitungen

Betrachte die Meditation als ein Ritual an. Bereite dich mental vor auf das, was du tun willst. Lass alles, was bis gerade noch wichtig war, zurück. Versuche, ganz in den gegenwärtigen Moment zu gelangen. Wenn du es »im Vorbeigehen« machst oder als Pflicht – dann lass es lieber sein!

Sei dir der Wichtigkeit bewusst. Und glaube mir, es wird dir im Verlauf immer mehr Freude bereiten. Lass alle Bewertungen los. Es gibt keine schlechten Meditationen. Am Anfang wird es dir schwerer fallen, deinen Geist zu meistern als nach einem Jahr.

Wenn du auf deinem Mediationskissen – oder worauf auch immer – sitzt, nimm alles an, was geschieht. Lasse alle Erwartungen los.

Es handelt sich um eine Fertigkeit. Je häufiger du diese ausführst, desto besser wird es dir gelingen, in den gegenwärtigen Moment zu kommen. Richte dich nach Deinem Biorhythmus. Ich persönlich meditiere lieber am Abend. Schau, was dein Körper möchte. Du kannst, wenn du magst, auch eine Meditationsgruppe aufsuchen.

Es handelt sich bei der Meditation nicht um etwas, was irgendwann einmal »fertig« ist, vielmehr ist es eine lebenslange Übung.

Schattenmeditation

Musikempfehlung

1. Herzzentrierung: »Time Being« von Steven Halpern, CD Inner Peace
2. Schattenmeditation: »Relaxation: Cosmic Consciousness« von Barry Goldstein, CD The secret Language of the heart: The ultimate Playlist
3. Loslassen: »Relaxation Center« von Barry Goldstein, CD The Secret Language of the heart: Vibrational Program

Gesamtdauer: 33 Minuten

Theoretischer Hintergrund

Du beginnst mit einer *Herzzentrierung*. Das Herz ist der Sitz unserer Emotionen. Du kommst während dieser Übung zur Ruhe, gleichzeitig lässt du deinen Atem frei fließen. Die Liebe darf ungehindert in deinem Herzen fließen. Dadurch entspannen sich dein Körper und deine Seele. Du fühlst dich sicher zu atmen und du gelangst in einen anderen Gehirnwellenzustand.

In diesem Zustand ist dein Bewusstsein geöffnet und kann sich mit übergeordneten Bewusstseinsstrukturen verbinden. Nach der Herzzentrierung fühlst du dich sicher und geborgen. Du hast einen wertfreien Raum geschaffen, indem alles sein darf.

Danach gehst du wieder in dein Herz. Du nimmst Kontakt mit deinem *hellsten* Anteil auf. Nehme war, ohne zu bewerten. Registriere Bilder und Gefühle, die auftauchen und gestatte ihnen, da zu sein. Nimm jede Einzelheit wahr. Farben, Gerüche, Emotionen, Bilder etc. Alles darf sich von seiner lichtesten Seite zeigen. Entspanne dich in diesem Anteil von dir.

Nach einigen Minuten verlasse dein Herz und atme einige Male entspannt ein- und aus.

Nun steige wieder hinab in dein Herz. Jetzt nimmst du Kontakt mit deinem *dunkelsten* Anteil auf. Nimm wieder nur wahr – ohne zu bewerten. Registriere wieder die Bilder und Gefühle, die entstehen. Alles darf so sein. Halte keine Emotionen zurück. Auch das bist du. Gestatte diesen Anteilen, da zu sein. Vielleicht wollen diese Anteile dir etwas mitteilen. Hör einfach zu. Und sei dankbar für die Informationen. Versuche, dich auch in diesem Anteil zu entspannen.

Wenn du so weit bist, dann nimm deinen lichtesten Anteil und gib dem dunkelsten Anteil dieses Licht und diese Liebe. Lass das Licht die Dunkelheit durchfluten. Stell dir einen lichtvollen Mantel vor. Diesen legst du der Dunkelheit um. Liebe dich bedingungslos. Das ist der Zeitpunkt, indem du deinen dunklen und abgelehnten Anteil integrierst. Du nimmst diesen wieder in Besitz.

Zum Schluss lass alles los und gib dich einem größeren Bewusstsein hin. Halte nichts mehr fest. Tritt zur Seite und lass dein autonomes Nervensystem die neuen Informationen integrieren.

Praktische Meditation

Atme ein und wieder aus. Entspanne deinen Körper. Lass die Gedanken zur Ruhe kommen.

Atme ein und wieder aus. Lass noch mehr los. Bleibe präsent.

Gehe nun mit deiner Aufmerksamkeit zu deinem wunderschönen Herzen. Atme durch dein Herz ein und wieder aus. Entspanne dich immer tiefer. Atme ein und wieder aus. Du wirst immer ruhiger.

Du fühlst dich wohl und geborgen. Atme ein und wieder aus. Lasse nun die Liebe in dein Herz fließen. Bedingungslose Liebe. Liebe dich unbegrenzt. Nimm deine Göttlichkeit vollkommen an.

Atme Liebe ein und wieder aus. Lass die Liebe frei durch dein Herz fließen. Du bist angefüllt mit Liebe.

Du fühlst dich frei und entspannt. Liebe fließt in dein Herz. Lass sie wieder los und verströme sie in deinen gan-

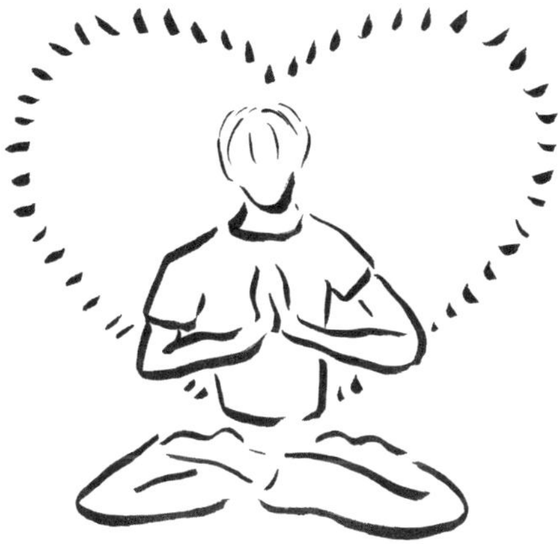

zen Körper. Bis dein ganzer Körper Liebe ist. Gebe jede Begrenzung auf und die Liebe umgibt deinen ganzen Körper. Genieße diesen Zustand.

Atme ruhig. Entspanne dich noch weiter. Atme ein und wieder aus. Du bist Liebe.

Gehe nun mit deiner Aufmerksamkeit aus deinem Herzen und konzentriere dich einen Moment auf deinen Atem. Beeinflusse ihn nicht. Lass ihn kommen und gehen.

Steige nun wieder hinab zu deinem wundervollen Herzen. Nimm Kontakt mit deinem hellsten Anteil auf. Begrüße ihn. Nimm einfach nur wahr. Was siehst du? Was fühlst du? Lass Dich einfach fallen und genieße diese Energie. Das bist du. Bleibe in diesem Zustand. Dehne dich immer weiter aus. Du bist unbegrenzt.

Bedanke Dich nun bei diesem Anteil und verabschiede dich von ihm und gehe mit deiner Aufmerksamkeit wieder zu deinem Atem. Atme ruhig ein und aus.

Wenn du nun soweit bist, gehe mit deiner Aufmerksamkeit wieder zu deinem Herzen. Nimm dieses Mal Kontakt mit deinem dunkelsten Anteil auf. Begrüße auch diesen. Nimm einfach nur wahr. Alles darf sein. Was siehst du? Was fühlst du? Lass es geschehen. Auch das bist du – und es ist in Ordnung so. Du darfst alles sein. Bleibe in diesem Zustand. Hat dieser Anteil eine Botschaft für dich? Registriere – ohne zu bewerten. Atme ruhig und bleibe präsent.

Wenn du nun soweit bist, dann nimm wieder Kontakt mit deinem hellsten Anteil auf.

Lege dieses helle Licht um deinen dunklen Anteil und schenke ihm deine ganze Liebe. Bedingungslos.

Liebe dich ganz. Dieser Anteil hat so lange auf diesen Moment gewartet. Lass es geschehen. Gib dich hin. Schenke dir bedingungslose Liebe.

Atme ruhig und bleibe präsent.

Und nun lass alles los. Lege dich hin, ohne deinen Zustand zu unterbrechen. Übergib dein Bewusstsein einem höheren Bewusstsein. Halte nichts fest. Bleibe in diesem Gefühl. Gestatte deinem autonomen Nervensystem auf die neuen Botschaften zu reagieren.

Lass los.

Wenn du soweit bist, komme langsam mit deiner Aufmerksamkeit zurück ins Hier und Jetzt. Bedanke dich für alles, was geschehen ist. Beende dann bewusst diese Meditationsphase und wende dich deinem Alltag zu.

Vergebungsmeditation

Musikempfehlung

1. Herzzentrierung: »Love is our Birthright« von Barry Goldstein, von der CD Heaven
2. Vergebung: »Positive Peacefulness« von Barry Goldstein, von der CD Bright Minds
3. Loslassen: »American Beauty« von Thomas Newman

Gesamtdauer: 31 Minuten

Theoretische Hintergrund

Nur, wenn du es schaffst, dir und anderen zu vergeben, lässt du die Vergangenheit los. Falls du nicht loslassen kannst, dann haftest du an den Ereignissen und sie werden zu einem bestimmenden Teil deines Lebens. Vergebung bedeutet nicht, das, was geschehen ist, gutzuheißen! Vergebung bedeutet, dass du niemanden und nichts aus deinem Herzen ausschließt. Um in der Sprache dieses Buches zu bleiben: Du verschließt dich nicht vor dem dunklen Anteil – in dir und in anderen. Du schließt Frieden. Gib dir Zeit für den Prozess des Vergebens. Vielleicht gelingt es dir am Anfang nicht. Vielleicht benötigst du viele Meditationen. Im Verlauf wirst du aber erkennen, dass Liebe und Mitgefühl dir helfen, die Anteile von Schmerz, Scham, Verletztheit, Zorn, Groll und Hass zu erlösen. In jedem von uns gibt es einen Anteil, der sich nach Liebe und Sicherheit sehnt. Lass uns die Schichten der alten Wunden durchdringen und an diesen Kern unseres Selbst gelangen.

Zunächst kommst du zur Ruhe und zentrierst dich in deinem Herzen. Dann visualisiere bitte entweder einen Anteil von dir oder eine andere Person, zu dem/der du noch nicht vergeben hast oder noch nicht vergeben kannst.

Setze diesen Anteil von dir (z. B. Scham, Hass, Wut etc.) vor dich. Wenn du einer anderen Person noch nicht vergeben kannst, dann setze diese Person gedanklich vor dich.

Lasse die Situation, die zu der Verletztheit geführt hat, in dein Gewahrsein kommen. Lass alle Gefühle zu. Bewerte nicht. Alles darf so sein, wie es in dem Moment ist.

Falls es dir möglich ist, dann schicke diesem Anteil von dir oder der Person Vergebung. Berühre diese Anteile mit Güte und Liebe. Bleibe in diesem Gefühl und du wirst merken, wie es zunehmend leichter und heller wird. Lass alle Gefühle zu. Halte nichts zurück.

Am Schluss lass alles los und gib dich einem größeren Geist hin.

Praktische Meditation

Atme ein und aus. Komm zur Ruhe. Entspanne deinen Körper. Lass den Atem frei fließen. Atme ein und aus. Du wirst immer ruhiger. Du entspannst dich noch tiefer. Gestatte deinem Atem, frei zu fließen. Es ist sicher zu atmen. Atme ein und aus. Entspanne noch tiefer.

Gehe nun mit deiner Aufmerksamkeit zu Deinem wunderschönen Herzen. Atme durch dein Herz. Atme ein und wieder aus. Wunderbar. Es ist sicher zu atmen. Du fühlst dich geborgen und beschützt. Atme Liebe in dein Herz. Atme ein und wieder aus. Lass die Liebe frei fließen. Genieße es. Visualisiere – aus diesem Gefühl der Sicherheit heraus – den Anteil vor dir, dem du noch nicht vergeben kannst. Sollte es eine andere Person sein, dann visualisiere diese. Setze diesen Anteil oder diesen Menschen vor dich. Lass es geschehen. Du bist sicher. Alle Gefühle dürfen da sein. Bewerte nichts. Registriere einfach. Atme dabei weiter ruhig ein und aus. Entspanne deinen Körper. Fühle. Atme. Du bist in Sicherheit. Alle Emotionen dürfen da sein. Begrüße sie und gib auch diesen Anteilen ein Gefühl von Sicherheit. Bewerte nichts. Gestatte dir, alles zu fühlen, was sich jetzt gerade zeigt. Bleibe präsent.

Wenn es dir jetzt möglich ist, gib diesem Anteil von dir bzw. der anderen Person bedingungslose Liebe und vergib ihr. Lass die Liebe frei fließen. Du bist ein unbegrenztes Gefäß voller Liebe und Vergebung. Lass diese Anteile überfließen und schicke sie dem Anteil, der dir gegenübersitzt. Lass es geschehen. Spüre Leichtigkeit, Freude und Dankbarkeit.

Bleibe präsent. Du bist Liebe. Du bist Vergebung. Fühle und atme – ein und aus. Bleibe entspannt. Fühle die Güte, das Mitgefühl, die bedingungslose Liebe für diesen Anteil von dir – für diese Person. Nimm die Veränderung wahr. Befreie dich selbst. Es entsteht Anteilnahme, Verständnis und Dankbarkeit. Vergib dir noch mehr. Liebe alles. Atme – und fühle. Freude, Leichtigkeit, Dankbarkeit, Liebe. Du bist frei.

Und nun lass alles los. Ohne deine Aufmerksamkeit zu unterbrechen – lege dich hin. Gib dich einem größeren Bewusstsein hin. Übergebe ihm alles und lass los. Du bist in Sicherheit und in Liebe eingehüllt. Lass los.

Beende die Meditation in deinem Tempo und komme bewusst zurück in deine Alltagswelt.

Meditation – bedingungslose Liebe

Musikempfehlung

1. Herzzentrierung: »Night Light, Pt. 1«, Liquid Mind, von der CD Liquid Mind VIII, Sleep
2. bedingungslose Liebe: »Dreamcatcher« von Kamal von der CD Grace
3. Loslassen: »Ocean of Stars«, von Diane Arkenstone von der CD The Healing Spirit

Gesamtdauer: 22 Minuten

Theoretischer Hintergrund

Oft ist es so, dass wir uns und andere nur akzeptieren und lieben, wenn wir oder sie sich so verhalten, wie wir es wollen. Damit spalten wir Teile von uns ab und fühlen uns von anderen separiert. Wir sind aber alles. Wir lehnen Anteile von uns ab und verurteilen uns. Durch diese Trennung entsteht viel Leid. Nur durch die bedingungslose Annahme aller Anteile werden wir ganz.

Stelle dir die folgenden Fragen: Wie viel gibst du? – Wie viel bist du bereit zu empfangen? Schaffst du es, andere so zu lieben, wie sie selbst sein wollen – nicht wie du sie gerne hättest? Kannst du bedingungslos Ja sagen zu dir und zu anderen? Auch wenn das bedeutet, sie frei zu lassen?

Ich glaube an ein größeres Bewusstsein – manche nennen es Gott. Aus dieser Quelle stammen wir *alle*. Das ist unsere Heimat. Und dort gehen wir auch wieder hin, wenn es so weit ist. Wenn Gott allmächtig ist, dann hat er alles geschaffen – auch uns. Was glaubst du denn, ob er uns liebt? Stellt *Er* dann Bedingungen für *seine* Liebe? Wohl kaum. Sonst würde Er sich ja *selbst* nicht lieben. So lade ich dich in dieser Meditation ein, dich und andere bedingungslos zu lieben.

Wir fangen wieder mit der Herzzentrierung in leicht abgewandelter Form an. Danach lade ich dich ein, die bedingungslose Liebe zu empfangen. Du brauchst dafür nichts weiter zu tun, als dich dafür zu öffnen. Ob helle oder dunkle Anteile – alles darf so sein und erfährt diese Liebe.

Zum Schluss bitte ich dich wieder, alles loszulassen, damit das größere Bewusstsein es auf eine Art und Weise für dich integriert, wie es für dich am besten ist. Ich hoffe, du genießt es.

Praktische Meditation

Atme ein und wieder aus. Werde dir deines Herzens gewahr. Fühle es. Achte es. Entspanne dich. Erlaube deinem Atem durch dein wunderschönes Herz ein- und wieder auszuströmen. Langsamer, entspannter, tiefer. Atme, fühle und bleibe präsent.

Bringe eine erhöhte Emotion wie Dankbarkeit, Freude oder Glück in dein Herz. Fühle diese Emotion in deinem

Herzen. Atme. Fühle sie. Entspanne dich in diesem Gefühl. Dieses Gefühl füllt nun deinen ganzen Körper aus. Fühle – atme; bleibe gewahr.

Und nun bitte ich dich, betrachte dich von außen. Strahlend helles Licht umgibt deinen gesamten Körper. Dieses Licht repräsentiert bedingungslose Liebe. Du bist vollständig umhüllt von diesem wunderschönen Licht. Du fühlst dich wundervoll geborgen und behütet. Es gibt nichts, was nicht in der Liebe ist. Bleibe einen Moment in diesem Gefühl.

Wie sieht aktuell dein Leben aus? Wie viel gibst du und wie viel bist du bereit zu empfangen? Gehe mit deiner Aufmerksamkeit in dein Herz und sei bereit, die Geschenke zu empfangen. Diese bedingungslose Liebe umgibt dich. Fühle die Quelle. Die Quelle der bedingungslose Liebe. Du musst nichts dafür tun. Du wirst immer geliebt. So wie du bist.

Gestatte dir nun, dich selbst bedingungslos zu lieben. Je mehr du dich selbst liebst, desto mehr kannst du andere lieben. Fühle es. Akzeptiere dich und andere. Du bist bedingungslose Liebe.

Gestatte anderen, so zu sein, wie sie es wollen. Lass sie los. Sei bereit, dich selbst und andere zu befreien.

Das helle Licht der bedingungslosen Liebe durchfließt dich vollständig. Du badest in dieser Energie.

»Ich akzeptiere mich so, wie ich bin. Ich darf so sein.«

Öffne dich noch mehr für diese bedingungslose Liebe. Du wirst unbegrenzt geliebt. Du hast es verdient.

Du bist bedingungslose Liebe.

Und nun bitte ich dich – ohne deinen Zustand zu unterbrechen – lege dich hin und lass alles los.

Gebe dich einem Bewusstseinsfeld hin, das es auf eine für dich stimmige Weise organisiert.

Lass los.

Wenn es sich für dich stimmig anfühlt, beendest du diese Meditation für heute; im Wissen, dass diese bedingungslose Liebe immer da ist und du dich jederzeit mit ihr verbinden kannst.

Einheitsmeditation

Musikempfehlung

1. Herzzentrierung: »Deep Healing« von Steven Halpern, von der CD Music for Sound Healing
2. Verschmelze dein Bewusstsein mit einem höheren Bewusstsein: »Solaris« von Remko Arentz von der CD Solaris

Gesamtdauer: 53 Minuten

Theoretische Hintergrund

Nun endet die Reise. Du nimmst dich als Einzelwesen wahr. Du fühlst dich allein. Gefangen in der Polarität. Bewertest und verurteilst; lehnst ab, trennst und spaltest. Gehst du weiter, so erkennst du die Welt als Spiegel deines inneren Prozesses. Du bist alles. Nur über diesen Bewusstseinsprozess kannst du die Anhaftungen lösen. Du lässt das Ego hinter dir und kommst in einen Zustand völligen

Friedens. In der Bhagavadgita, einem der grundlegenden mystisch-spirituellen Werke Indiens – entstanden vor Tausenden von Jahren – ist nachzulesen, dass es das einzige Ziel sei, sein Bewusstsein mit einem höheren Bewusstsein zu verschmelzen. Man ist *in* der Welt, aber nicht *von* der Welt.

In diesem Zustand der Einheit lässt man die Gegensatzpaare hinter sich. Man überwindet die Polarität und ist eins mit allem. Unterstützung findet diese These auch in der Quantenphysik. Danach gibt es keine voneinander unabhängigen Felder. Alles hängt mit allem zusammen.

So lade ich dich in dieser Meditation ein, dein Eigen-Bewusstsein loszulassen. Gehe in das Feld aller Möglichkeiten mit der Absicht, in die Einheit zu gelangen. Lass dein aktuelles Leben los. Lass die Zeit los. Lass deinen Körper los. Lass deine Definition von dir selbst los. Richte deine Aufmerksamkeit auf ein größeres Bewusstsein. Entspanne dich im Unbekannten. Übergib dich diesem größeren Bewusstsein. Verschmelze mit ihm. Gib dich vollständig hin. Erwarte nichts. Lasst einfach los. Du musst nichts tun. Richte dich nur darauf aus. Schwing dich in diese Energie ein. Werde Sender und Empfänger. Gib dich hin – und genieße die Einheit.

Ich wünsche dir viel Freude.

Praktische Meditation

Atme ein und wieder aus. Werde dir deines Herzens gewahr. Fühle und achte es. Entspanne dich. Erlaube deinem Atem durch dein wunderschönes Herz ein- und wieder auszuströmen. Langsamer, entspannter, tiefer. Atme – fühle und bleibe präsent.

Bringe eine erhöhte Emotion wie Dankbarkeit, Freude oder Glück in dein Herz. Fühle das Gefühl in deinem Herzen. Atme. Fühle es. Entspanne dich in diesem Gefühl. Dieses Gefühl füllt nun deinen ganzen Körper aus. Fühle, atme und bleibe gewahr.

Und nun bitte ich dich, lasse dich los. Lass dein aktuelles Leben los. Gehe hinter die Schwärze deiner Augen und gib dich diesem unendlichen Feld hin. Lass die Zeit los. Lass deinen Körper los. Lass deine Umwelt los. Werde zu einem niemand im unendlichen Feld. Lass los. Gib dich hin.

Richte deine Aufmerksamkeit auf die Unendlichkeit dieses Raumes mit dem Wunsch, dass du mit dem Einheitsbewusstsein verschmilzt. Bleibe präsent. Entspanne deinen Körper. Alles darf sein.

Lass noch mehr los. Halte nichts mehr fest. Du bist in Sicherheit. Du bist in der Liebe. Lass los.

Atme und entspanne dich. Lass noch mehr los. Gib dich hin. Verschmelze mit dieser allumfassenden Liebe. Sie umhüllt dich – sie durchdringt dich. Lass es geschehen.

Du bist *Es*. Bleibe präsent.

Bedanke dich für diese Erfahrung. Fühle bedingungslose Liebe. Nimm dieses Gefühl der Einheit mit zurück in deinen Körper, in deine jetzige Zeit und in dein jetziges Leben.

Und wenn du soweit bist, öffne deine Augen und sei wieder im Hier und Jetzt.

Zusammenfassung der zentralen Gedanken

Um ein schnelleres Nachschlagen zu ermöglichen, fasse ich im Folgenden die zentralen Gedanken nach den entsprechenden Überschriften zusammen. So kannst du bei Bedarf die Kernaussagen der Kapitel noch einmal auf dich wirken lassen bzw. sie dir wieder ins Gedächtnis rufen. Ich hoffe, es hilft dir.

Holografisches Weltbild: Wir haben alles in uns

- Mikrokosmos = Makrokosmos.
- Das ganze Universum ist in uns.
- Ich bestehe aus hellen und dunklen Anteilen.
- Nehme ich alles an mir an, gelange ich in die Einheit.

Polarität, Dualität: Es gibt immer hell *und* dunkel

- Wir leben in einer Welt der Polarität.
- Polarität ist ein Auseinanderfallen von zwei an sich zusammengehörenden Anteilen.
- Beide zusammen ergeben ein Ganzes – die Einheit.
- Mit dem Erleben der Individualität beginnt die Polarität.

Schatten: unsere unbewussten, ungeliebten Anteile

- Der Schatten ist der Anteil von mir, der ich lieber nicht wäre.
- Da der Schatten hinter mir liegt, sehe ich ihn nicht.
- Dieser Anteil birgt ein großes Geschenk für mich.
- Ohne Integration dieses Anteils, werde ich nie »ganz«.

- Verdränge ich den Schatten, so wird er zur Umwelt oder er somatisiert.

Projektion: »Die anderen sind schuld«

- Projektion bedeutet, jemand anderem die Schuld zu geben.
- Projektion führt im Außen zu Feinden, im Inneren zu Krankheit.
- Nur wenn ich die Projektion zu 100 % zurücknehme, übernehme ich auch die Verantwortung für mein Leben.
- Dadurch werde ich frei vom »Außen«.

Resonanzgesetz: Das Außen spiegelt unser Inneres

- Ich gehe nur mit dem in Resonanz, was ich wahrnehme.
- Was mir im Außen gefällt, ist Resonanz mit meinem *bewussten* Sein.
- Was mir im Außen missfällt, ist Resonanz mit meinem *unbewussten* Anteil.
- Projektion tritt nur mittels Resonanz in die Manifestation.

Bewusstsein: der Schlüssel zum Leben

- 90 % des Tages bin ich unbewusst – ich laufe auf einem »Programm«.
- Bewusstsein hat Einfluss auf Materie.
- Es gibt ein Einzelbewusstsein und ein Einheitsbewusstsein – beides ist nicht voneinander zu trennen (Einheit).
- Das Bewusstsein reicht weiter, als ich es ihm und mir zutraue.

Treffen Sie eine Wahl (Annahme – Widerstand)

- Bedingungslose Annahme aller meiner Anteile – der hellen sowie der dunklen – ist der erste Schritt zur Einheit.
- Ich bin für mein Leben verantwortlich.
- Treffen Sie eine Wahl, wie Sie leben wollen, wer Sie sein wollen.
- So wie ich bin, bin ich in Ordnung.

Den Schatten integrieren

- 1. Schritt: Treffen Sie die Wahl anzunehmen, dass Sie einen Schatten haben, den Sie selbst nicht sehen können.
- 2. Schritt: Übernehmen Sie die Verantwortung für sich und Ihr Leben und nehmen Sie alle Projektionen zurück.
- 3. Schritt: Gehen Sie in die Stille. Bauen Sie Kontakt zu Ihrem Schatten auf. Wenn es Ihnen möglich ist, umarmen Sie ihn und nehme ihn voller Mitgefühl an. Dann fragen Sie, ob er ein Geschenk für Sie hat.

Absicht → Herz → Hirn

Zusammengefasst ergibt sich folgendes Vorgehen:

Absicht Wer oder was möchten Sie sein? Wie möchten Sie leben?

↓

Herz Öffnen Sie Ihr Herz und schauen Sie, wo die Liebe wohnt! Werden Sie zum Schöpfer.

↓

Gehirn
Übergeben Sie Ihre Absicht Ihrem Gehirn!
Es wird nach einer Lösung suchen.

Entwickeln Sie eine Vision

- Fühlen – wollen – gewillt sein.
- Wie fühle ich mich gerade? Wie möchte ich mich fühlen? Was bin ich gewillt dafür zu tun?
- Entwickeln Sie eine klare Vision von sich und Ihrem Leben.
- Nehmen Sie die Vision mental vorweg und fühlen Sie sie.
- Denken und handeln Sie, als die Person aus Ihrer Zukunft.

Wie Sie Ihre Vision verwirklichen können

- Ich übernehme zu 100 % die Verantwortung für meine Vision.
- Ich bringe meine Handlungen in Einklang mit meiner Vision.
- Der Körper wird weiter auf dem erlernten »Programm« laufen wollen.
- Ich muss daher größer werden als mein Körper und meine Umwelt.

Einige Worte zum Thema Stress

- Stress an sich ist nicht schädlich.
- Dass, was Sie über den Stress glauben, hat eine Auswirkung auf Ihre Gesundheit.

- Wenn Sie glauben, dass Stress für Sie schädlich ist, so ist er es auch.
- Ihre Gedanken haben eine Auswirkung auf Ihren Körper.
- Soziale Kontakte und Unterstützungen von anderen haben einen gesundheitsfördernden Effekt.

Meditation: Zugang zu unserem wahren Selbst

- Meditation ist eine wundervolle Möglichkeit, mit sich selbst in Kontakt zu kommen.
- Sie schult unsere Achtsamkeit und sorgt auf physiologischer Ebene für Verbesserungen.
- Sie ermöglicht uns einen Zugang zu unseren unbewussten Anteilen.
- Wir lernen alle polaren Anteile von uns kennen und können diese integrieren.

Warum Veränderung so schwierig ist und was wir tun können

- Durch sich wiederholende Gedanken über sich selbst konditionieren Sie Ihren Körper und Geist zu einer Persönlichkeit.
- Sie müssen sich bewusst für eine Veränderung entscheiden und eine Vision von sich und Ihrem Leben entwerfen.
- Sie müssen sich aus den Verwicklungen mit dieser Welt befreien und sich entwickeln.
- Für die Veränderung müssen Sie einen wertfreien Raum schaffen.
- Momentum sollte schnell aufgebaut werden.
- Keine Ausreden mehr.

Die Kunst der Alchemie

- Alchemie ist die Kunst, aus etwas Unedlem etwas Kostbares zu machen.
- Inhalt steht für das Unsichtbare.
- Form steht für das Sichtbare.
- Hinter jeder Form steht immer etwas Nicht-Materielles (»geistiges«).
- Wir sind als Menschen eingebunden zwischen Erde (Materie) und Himmel (Geist).
- Der alchemistische Weg beschreibt die Vereinigung der polaren Gegensätze.
- Der Weg vom Irdischen zum Himmlischen.

Bedingungslose Liebe und Mitgefühl

- Wenn ich mich bedingungslos so annehme, wie ich bin, mit all meinen lichten und dunklen Anteilen, dann kann ich auch alle Menschen so annehmen, wie sie sind.
- Ich erlaube anderen so zu sein, wie sie sein möchten, nicht, wie ich es möchte.
- Bedingungslose Liebe heißt, ich liebe alles (hell und dunkel).
- Mitgefühl ist Hinwendung zu mir und anderen.
- Mitgefühl lässt alle Schuldzuweisungen los.
- Gebe anderen das, was du dir selbst wünschst.
- Sei tätige Liebe.
- Sei tätiges Mitgefühl.

Glossar

Alchemie: Eigentlich bezeichnet Alchemie die Lehre von den Eigenschaften der Stoffe und ihrer Reaktionen. Ziel ist die Transmutation von unedlen Metallen zu Gold und Silber. Hier ist der Begriff im Sinne innerpsychischer Prozesse zu verstehen.

Bewusstsein: Im weitesten Sinne ist es das Erleben mentaler Zustände und Prozesse.

Holographie: Die Holographie ist ein Verfahren zur Aufzeichnung (und Wiedergabe) von Wellen. Elektromagnetische Strahlung – sichtbares Licht, UV-Licht, Infrarotlicht, Röntgenstrahlen, aber auch mechanische Wellen lassen sich mithilfe der Holographie in einem Hologramm aufzeichnen.

Konditionierung: (lat. conditio = Bedingung) ist eine dem Behaviorismus zugrundeliegende Lerntheorie, auf Basis des Reiz-Reaktions-Modells. Ein Reiz trifft auf einen Menschen, wird in der »Blackbox« (dem Gehirn) verarbeitet und erzeugt letzten Endes eine Reaktion. Reiz und Reaktion können von einem Außenstehenden beobachtet werden. Was im Menschen selbst passiert, entzieht sich der objektiven Überwachung. In der Psychologie unterscheidet man zwei Arten von Konditionierung. Die klassische Konditionierung auf Basis von Reiz und Reaktion. Andererseits die operante Konditionierung, bei der ausgehend vom Reiz, positive oder negative Verstärker die Richtung der Reaktion vorgeben.

Momentum: Momentum kommt aus dem Lateinischem und bedeutet Bewegung, Beweggrund. In unserem Zusammenhang meint es eine treibende Kraft in Bewegung zu bringen, um somit mit Problemen und schwierigen Situationen besser umgehen zu können.

Oxytocin: Es handelt sich um ein Hormon, das eine wichtige Bedeutung beim Geburtsprozess einnimmt. Es beeinflusst das Verhältnis zwischen Mutter und Kind sowie zwischen Geschlechtspartnern. Weiterhin spielt es eine große Rolle bei sozialen Interaktionen. Es verringert den Blutdruck und den Cortisolspiegel, wirkt sedierend (beruhigend) und kann zu einer verbesserten Wundheilung führen. Die Auswirkungen von Stress werden gemindert.

Polarität: Das Gesetz der Polarität besagt, dass alles in dieser Welt zwei Pole hat und diese braucht: z.B. Tag – Nacht, gut – böse, plus – minus etc.

Resonanz: (aus dem lateinischem resonare = widerhallen). In der Physik und Technik das **verstärkte** Mitschwingen eines schwingfähigen Systems.

Schatten: Der Schatten ist in der analytischen Psychologie nach Carl Gustav Jung einer der wichtigsten Persönlichkeitsanteile und zugleich in seinem überpersönlichen Aspekt, ein Archetyp des kollektiven Unbewussten. Der psychologische Begriff des Schattens hat sowohl eine individuelle als auch eine kollektive Bedeutung.

Transmutation: Umwandlung eines chemischen Elementes in ein anderes. Auf alchemistischer Ebene (s.o.) die Umwandlung unedler Metalle in Gold.

Quellen

1 Vickers A. People v. the State of Illusion. Laboratory of Neuro Imaging, University of California, Los Angeles, www.loni.ucla.edu/About_Loni/education/brain_trivia.shtml
2 Jung CG. Die Archetypen und das kollektive Unbewusste. Patmos Verlag, 6. Aufl. 2017
3 Haisch B. Die verborgene Intelligenz im Universum. Crotona Verlag; 2015
4 Hebb DO. The Organization of Behavior: A Neuropsychological Theory.(New York: John Wiley & Sons; 1949
5 Rosenblum B, Kuttner F. Quantum Enigma: Physics Encounters Consciousness. Oxford University Press 2006
6 Jung CG. Die Archetypen und das kollektive Unbewusste. Patmos Verlag, 6. Aufl. 2017; 30 ff
7 Bly R. A little Book on the Human Shadow. Verlag Harper One 1988
8 Ford D. Schattenarbeit. Goldmann 2011
9 Dethlefsen T, Dahlke R. Krankheit als Weg. Bassermann 2008
10 Vickers A. People v. the State of Illusion. Laboratory of Neuro Imaging, University of California, Los Angeles, www.loni.ucla.edu/About_Loni/education/brain_trivia.shtml
11 Popper KR, Eccles JC. Das Ich und sein Gehirn. Piper Verlag 1989
12 Haisch B. Die verborgene Intelligenz im Universum. Crotona Verlag; 2015
13 Haisch B. Die verborgene Intelligenz im Universum. Crotona Verlag; 2015
14 Peoc'h R. Doktorarbeit eingereicht. Universität Nantes 1986
15 Mozzaffarian D et al. Heart Disease and Stroke Statistics – 2016 Update: A Report from the American Heart Association. Circulation 2016; 133:e38-e360
16 Armour JA. Anatomy and Function of the Intrathoracic Neurons Regulating the Mammalian Heart. In Zucker IH, Gilmore JP (Hrsg.) Reflex Control of the Circulation. Boca Raton, FL: CRC Press; 1998
17 McCraty R et al. The Coherent Heart: Heart-Brain Interactions, Psychophysiological Coherence, and the Emergence of System-Wide Order. Integral Review 2009; 5 (2): 10-115
18 McCraty R et al. The Effects of Emotions on Short-Term Power Spectrum Analysis of Heart Rate Variability. The American Journal of Cardiology 1995; 76 (14): 1089-1093

19 Ranganathan VK et al.From Mental Power to Muscle Power: Gaining Strength by Using the Mind. Neuropsychologia 2004; 42(7): 944-956
20 Yue G, Cole KJ. Strength Increases from the Motor Program: Comparison of Training with Maximal Voluntary and Imagined Muscle Contractions. Journal of Neurophysiology 1992; 76 (5): 1114-1123
21 Pennisi E. A low number wins the GeneSweep Pool. Science 2003; 300:1484
22 Pennisi E. Gene counters struggle to get the right Answer. Science 2003; 301: 1040-1041
23 Baltimore D. Our genome unveiled. Nature 2001; 409: 814-816
24 Blaxter M. Two worms are better than one. Nature 2003; 426: 395-396
25 Pray LA. Epigenetics: Genome, Meet Your Environment. The Scientist 2004; 14-20
26 Waterland RA, Jirtle RL. Transposable Elements: Targets for early nutritional Effects on epigenetic Gene Regulation. Molecular and Cell Biology 2003; 23 (15): 5293-5300
27 Kaiser J. Epigenetic Drugs take on Cancer. Science 2010; 330: 376-8
28 Willett WC. Balancing Life-Style and Genomics Research for Disease Prevention. Science 2002; 296: 695-698
29 Johnstone S. Stress and the epigenetic landscape: a link to the pathobiology of human diseases? Nature Review Genetics 2010; 11: 806-12
30 Allison T et al. Medical and Economic Costs of psychologic Distress in Patients with Coronary Artery Disease. Mayo Clinic Proceedings 1995; 70 (8): 734-742
31 Keller et al. University of Wisconsin, School of Medicine and Public Health; 2012
32 Takeuchi HA et al. Training of Working Memory Impacts Structural Connectivity. Journal of Neuroscience 2010; 30; 3297-3303
33 Brefczynski-Lewis JA et al. Neural Correlates of Attentional Expertis in Long-Term Meditation Practioners. Proceedings of the National Academy of Sciences 2007; 104: 11483-11488
34 Moore A, Malinowski: P. Meditation, Mindfulness and Cognitive Flexibility. Consciousness and Cognition 2009; 18: 176-186
35 Luders E et al. The Underlying Anatomical Correlates of Long-Term Meditation. Larger Hippocampal and Frontal Volumes of Gray Matter. Neuroimage 2009; 45: 672-678

36 Holzel BK et al. Mindfulness Practice Leads to Increases in Regional Brain Gray Matter Density. Psychiatry Research 2011; 191: 36-43
37 Chopra D, Rudolph E. Tanzi. Supergene. Stuttgart: Nymphenburger Verlag; 2015: 257-266
38 Poulin MJ et al. Giving to Others and the Association Between Stress and Mortality. Am J Public Health. 2013; 103 (9): 1649–165
39 Hamilton DR. Why Kindness is Good for You. London: Hay House, UK; 2010
40 Buric I et al. What is the molecular Signature of Mind-Body Interventions? A systematic Review of Gene Expression Changes induced by Meditation and Related Practices. Front. Immunol. 2017; 16 June
41 Hebb DO. The Organization of Behavior: A Neuropsychological Theory.(New York: John Wiley & Sons; 1949
42 Bennett EL et al. Chemical and Anatomical Plasticity of Brain. Science 1964; 146: 610-619
43 van Praag H et al. Functional Neurogenesis in the Adult Hippocampus. Nature 2002; 415: 1030-34
44 Jenkins WM et al. Functional reorganization of primary somatosensory cortex in adult owl monkeys after behaviorally controlled tactile stimulation. J Neurophysiol. 1990; 63 (1): 82-104
45 Lipton BH. Intelligente Zellen. Koha Verlag, 13. Aufl. 2014
46 Begley S. Neue Gedanken, neues Gehirn. Goldmann Arkana Verlag 2007
47 Franz SI. Variations in Distribution of the Motor Centers. Psychological Review, Monograph Supplement 1915; 19: 80-162
48 Lashley KS. Temporal Variation in the Function of the Gyrus Precentralis in Primates. American Journal of Physiology 1923; 65: 585-602
49 Hackermüller L (2003). »Wave Nature of Biomolecules and Fluorofullerenes.« Physical Review Letters 2003; 91(9): 090408-1
50 Pophristic V, Goodman L. Hyperconjugation not steric repulsion leads to the staggered structure of ethane«. Nature 2001; 411: 565-568
51 Li S et al. A map of Interactome network of the metazoan C. elegans. Science 2004; 303: 540
52 Jansen R et al. A Bayesian Networks Approach for Predicting Protein-Protein Interactions from Genomic Data. Science 2003; 302: 449-453
53 Szent-Gyorgyi A. Introduction to a submolecular Biology. New York: Academic Press 1960 (Man achte auf das Erscheinungsjahr.)

Register

Danksagung

Zunächst danke ich meinen Eltern für ihre Liebe und Zuneigung.

Ich danke meiner wunderbaren Frau Heidi, die in allen Lebenslagen zu mir stand und weiter steht. Ich danke den beiden wunderbaren Menschen, die auf die Namen Marie und Sebastian hören. Ihr seid meine wahren Lehrmeister.

Ich danke allen Menschen, die in mir meine Schattenseiten getriggert haben und mir somit ein tieferes Verständnis für die Polarität vermittelt haben.

Mein tiefster Dank geht an die Mitarbeiter des Kosmos Verlages, die dieses Projekt verwirklicht haben. Hier sei insbesondere Stefan Raps genannt. Was für eine Freude, sich mit Dir auszutauschen. Ich danke Frau Riedlinger für ihre kompetente und engagierte Begleitung sowie Frau Saalfrank für ihre wunderschönen Illustrationen. Ich danke der Lektorin Anne Bleick für ihre wunderbaren Korrekturvorschläge und die gute Zusammenarbeit.

Weiterhin möchte ich Stefanie Schwabe, Maik Pottmann und Dorothee Rasenack für ihre Unterstützung bei der Manuskriptarbeit danken. Ihr ward eine große Hilfe.

Vielen Dank an alle Menschen, die mir ihre Erfahrungsberichte zur Verfügung gestellt haben. Für euch ist dieses Buch. Aus Platzgründen konnten nicht alle Berichte aufgenommen bzw. mussten etwas eingekürzt werden.

Christian Paßmann danke ich für den gemeinsamen Weg, der wichtig war für die Entstehung dieses Buches.

Autorenvita

Dr. med. Ingo Rudolf

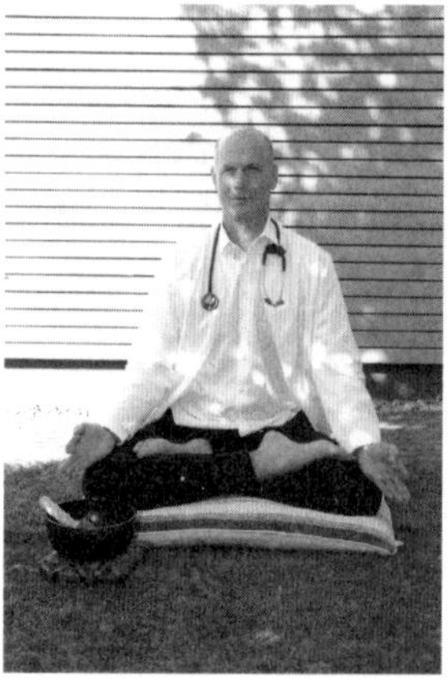

Seine Ausbildung zum Neurologen absolvierte er im Evangelischen Krankenhaus in Bielefeld, im Bereich Neurologie und Psychiatrie. Dort behandelte er schwerpunktmäßig MS- und Parkinson-Patienten. In Bochum und Detmold spezialisierte er sich weiter als Homöopath und Kinesiologe. Heute arbeitet er mit einer außergewöhnlichen Kombination klassischer Schulmedizin und alternativer Heilverfahren in eigener Praxis in Bad Salzuflen. Seine 12.000 Patienten behandelt er unter anderem klassisch schulmedizinisch, weiß aber auch – und möchte dieses Wissen weitergeben –, dass die eigentliche Heilung im Seelischen bzw. Spirituellen stattfindet. Im Lauf seiner langjährigen Erfahrungen entwickelte er ein tiefgreifendes, erfolgreiches Therapiekonzept für jene Patienten, die selbstbestimmt den inneren seelischen Arzt wecken möchten. Dazu bietet er jedes Jahr Seminare an.

Ingo Rudolf ist Mitglied folgender Gesellschaften: Deutsche Gesellschaft für Neurologie, Deutsche Migräne- und Kopfschmerzgesellschaft, Deutsche Parkinson-Gesellschaft.

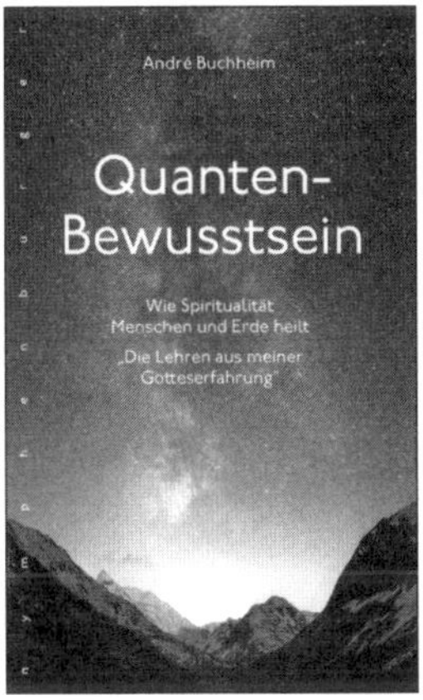
André Buchheim
Quanten-
Bewusstsein
Wie Spiritualität
Menschen und Erde heilt
„Die Lehren aus meiner
Gotteserfahrung“